国家癌症中心肿瘤专家答疑丛书

应对**脑瘤**专家谈

ZHUANJIATAN

YINGDUINAOLIU

万经海 主编

中国协和医科大学出版社

图书在版编目（CIP）数据

应对脑瘤专家谈／万经海主编. —北京：中国协和医科大学出版社，2013.10

（国家癌症中心肿瘤专家答疑丛书）

ISBN 978-7-81136-934-2

Ⅰ. ①应… Ⅱ. ①万… Ⅲ. ①脑肿瘤-诊疗 Ⅳ. ①R739.41

中国版本图书馆 CIP 数据核字（2013）第 178079 号

国家癌症中心肿瘤专家答疑丛书
应对脑瘤专家谈

主　　编：万经海
责任编辑：吴桂梅　林　娜

出版发行：中国协和医科大学出版社
　　　　　（北京东单三条九号　邮编100730　电话65260378）
网　　址：www. pumcp. com
经　　销：新华书店总店北京发行所
印　　刷：北京佳艺恒彩印刷有限公司

开　　本：710×1000　1/16 开
印　　张：15
字　　数：162 千字
版　　次：2014 年 4 月第 1 版　　2014 年 4 月第 1 次印刷
印　　数：1—5000
定　　价：29.80 元

ISBN 978-7-81136-934-2

国家癌症中心肿瘤专家答疑丛书

编辑委员会

顾　　问：

陆士新　孙　燕　程书钧　詹启敏　赫　捷　林东昕

殷蔚伯　余子豪　储大同　唐平章　赵　平　王明荣

王绿化　程贵余　周纯武　乔友林　孙克林　吕　宁

李　槐　李长岭　齐　军　徐震纲　孙　莉　吴　宁

吴健雄　李晔雄　王贵齐

丛 书 主 编：

董碧莎

丛书副主编：

马建辉　王子平　王　艾　徐　波　于　雷

分 册 主 编（按姓氏笔画排序）：

万经海　于胜吉　马建辉　王子平　王成锋

王晓雷　石远凯　吴令英　吴跃煌　寿建忠

张海增　李正江　李　斌　易俊林　徐兵河

袁兴华　高树庚　蔡建强

策 划 编 辑：

张　平

国家癌症中心肿瘤专家答疑丛书

应对脑瘤专家谈

主　编：万经海

副主编：乔友林　吕　宁　李学记

编　者（按姓氏笔画排序）：

王　力	王　铸	王　燕	王子平	王珊珊
王海燕	王懋杰	车轶群	丛明华	叶霈智
左赋兴	田爱平	乔友林	刘　炬	刘　敏
刘　鹏	刘　燕	刘昂斯	刘跃平	吕　宁
孙　莉	朱　宇	毕新刚	许潇天	闫　东
齐　军	吴　宁	吴秀红	吴宗勇	吴晓明
张海增	张燕文	李　宁	李　槐	李俊岭
李树婷	李彩云	李喜莹	杨宏丽	杨逸坤
周冬燕	孟肖利	易俊林	郑　容	姚利琴
宣立学	赵方辉	赵东兵	赵京文	赵国华
赵维齐	徐　波	徐志坚	耿敬芝	袁正光
钱海鹏	高　佳	黄初林	黄晓东	彭　涛
董莹莹	董雅倩	蒋顺玲	韩彬彬	魏葆珺

序

近些年来，随着我国的城镇化和人口老龄化不断加快，"癌症"这个词汇越来越频繁地出现在各种媒体，成为大众关注的话题。据统计，从世界范围来看，癌症发病率约以年均 3% 左右的速度递增，现已成为人类第一位死因。《2012 中国肿瘤登记年报》统计，我国每年新发癌症病例 350 万，约 250 万人被癌症夺去生命。今后 10 年，中国的癌症发病率与死亡率仍将继续攀升。癌症耗费了大量的卫生资源，给整个社会造成了巨大的压力，也给癌症患者和家庭带来了身体上和精神上的痛苦以及沉重的经济负担。由于大多数晚期癌症疗效欠佳，所费不菲，这使得大众误以为所有的癌症都难以治愈且代价高昂，由此对癌症产生了恐惧心理。然而事实上并非如此，国际抗癌联盟（UICC）2010 年发表的研究结果，1/3 的癌症是可以预防的，1/3 的癌症是可以治愈的。如果能做到积极预防、及早发现、规范治疗，大多数癌症是有希望治好的。

在这场人类与癌症之间展开的没有硝烟的战斗中，仅仅凭借医务人员的努力是远远不够的。作为抗击癌症的主力军，医务人员不仅需要在治疗病患方面尽心竭力，还要将正确的抗癌知识通过各种形式的科普宣传与社会各界所有关心抗癌事业的人士分享，让更多的人正确的认识癌症。要将全社会各个层面的医疗活动的参与者都吸引到这个抗击癌症的队伍中来，政府、社会、防治机构、医务人员、研究人员、患者和家属，以及各界的热心人士携手并肩，汇聚力量，共同抗击癌症。

中国医学科学院肿瘤医院作为国家癌症中心的依托机构，拥有专业的医疗团队和先进的医疗水平，在肿瘤预防、肿瘤研究、早诊早治、多学科综合治疗等领域都做了大量的工作，取得了很多成绩。中国医学科学院肿瘤医院很早就认识到肿瘤防治需要社会的广泛参与，认识到防癌科普宣传的重要意义，长期以来不遗余力的通过报纸、电视、出版物、公益活动等多种形式普及癌症的防治知识。《国家癌症中心肿瘤专家答疑丛书》就是中国医学科学院肿瘤医院的名医专家们为大众奉献的一部内容新颖、形式生动的防癌科普丛书。

这部科普丛书涵盖了常见的 18 个癌种，通俗易懂、图文并茂，从癌症预防、研究到临床等多个不同角度深入浅出地解析肿瘤防治知识。充分体现了作者们传播健康生活方式、倡导正确防癌治癌的理念。希望广大读者能从中受益，拥有更加健康、更高质量的生活，享受更加美好的明天。

中国科学院院士

中国医学科学院肿瘤医院院长

2013 年 12 月

前 言

　　从全球发达国家癌症的发病规律中，我们看到癌症的发病率在一定阶段随经济的快速发展而呈增长趋势。在社会、人们给予普遍重视并采取相应措施之后，发病状况将逐渐趋缓。人类在攻克癌症的科学探索中取得的每一点进步，都将对降低癌症的发病率、提高癌症的治愈率起到不可低估的作用。我国目前正处在癌症的高发阶段，我们常常听到、看到以及周围的同事、亲友都有癌症发生，癌症离我们越来越近，癌症就在我们身边。癌症究竟是怎么回事，怎样才能减少患癌症的风险，得了癌症怎么办……，这些都是癌症患者、家属乃至大众问得最多的问题。为了帮助大家解除疑惑，了解更多相关知识，在癌症的治疗、康复和预防上给予专业性的指导，我们编写了这套丛书，希望能够协助患者、家属正确面对癌症，以科学的态度勇敢地与医务工作者共同战胜疾病。

　　《国家癌症中心肿瘤专家答疑丛书》（以下简称《丛书》）包括肺癌、胃癌、结直肠癌、肝癌、食管癌、膀胱癌、胰腺癌、淋巴瘤、肾癌、乳腺癌、宫颈癌、卵巢癌、鼻咽癌、下咽癌、喉癌、甲状腺癌、脑瘤、骨与软组织肿瘤等18种常见癌症，分为18个分册，方便读者选用。《丛书》以癌症的诊断、治疗、预防和康复为主线，介绍了癌症的临床表现、诊断、治疗方法、复查、预防与查体、心理调节以及认识癌症、病因的探究、如何就诊等相关内容。书后附有治疗癌症的案例供读者参考。书中内容均为当前在癌症预防、诊断、治疗、科研中的最新成果。例如，对一些癌症目前正在探索中的方法进行了客观的介绍；对于癌症的发生原因，也尽量将复杂的专业问题以简洁的语言呈现给读者。书中的观点、方法均以科学研究与

1

临床实践为依据，严谨准确，坚决杜绝用伪科学引导、误导读者，帮助患者适时的选择治疗方法正确就医、康复。《丛书》中应读者需要还纳入了有关营养饮食、心理调节内容，在癌症的治疗康复中扩大了医疗之外的视野，提示患者和家属应更加关注合理的饮食和心理调节的重要性。为了更加贴近患者和家属，《丛书》采取了问答形式，读者找到问题便可以得到答案，方便读者使用。书后的"名家谈肿瘤"，是本书的另一特色，这些权威实用的科普内容，是专家们多年科学研究的成果和临床诊疗经验的总结，是奉献给读者的科普精粹。

《丛书》各册的主编都是长期工作在临床一线的医生，参加《丛书》撰写的作者都是活跃在本专业领域的中青年专家、业务骨干。部分资深专家也加入到编者行列，为了帮助癌症患者，普及科学知识，大家聚集在一起，在繁忙的临床科研教学工作中挤出时间撰写书稿。有的分册在编写前还向患者征集问题或将初稿送患者阅读修改。每本分册都是专家与读者的真诚对话，真心交流，字里行间流露出专家对读者的一片热忱、一份爱心。《丛书》的编写覆盖了肿瘤内科、外科、麻醉、诊断、放疗、病理、检验、药理、营养、护理、肿瘤病因、免疫、流行病学等肿瘤临床、肿瘤基础领域的专业知识，参编专家100余人。有些专家特为本书撰写的稿件已经可以自成一册，因为篇幅所限，只摘取了其中少部分内容。大家都有一个共同的心愿：为读者提供最好的读物。我们邀请肿瘤知名专家陆士新、孙燕、程书钧、黄国俊、屠规益、殷蔚伯、储大同、唐平章、赵平为《丛书》撰稿，他们都欣然同意，在百忙中很快将稿件完成。《丛书》是参与编辑人员集体的奉献。在书稿的编写出版过程中还有很多令人感动的故事，点点滴滴都体现了专家们从事医学科学的职业追求和职业品格，令人敬佩，值得学习。在此，对参加《丛书》撰写的专家、学者及所有人员表示衷心的感谢！还要特别感谢原中国科普研究所所长袁正光教授，从另一角度补上了癌症患者应如何对待死亡一页，为我们能够正视死亡、坦然面对死亡揭开了一层面纱。策划编辑张平同志，在18本《丛书》的组稿、修改、协调、联络全过程中发挥了中心作用，做出了重要贡献，在此对她表示感谢！

《丛书》作为科普读物还存在着许多不足，由于专家们希望为读者提供更多的专业知识，书中的内容、用语仍然偏专业些，为此在每册书的最后都列出了一些专业名词解释，有助于读者进一步学习相关专业知识，提高科学认知。

最后，希望《丛书》能够给予读者更多的帮助。患者在这里可以找到攻克癌症的同盟军，我们将共同努力，为战胜疾病、恢复健康而奋斗。作为科普读物，本书还有诸多不足，请广大读者给予指正。

丛书主编
国家癌症中心副主任
中国医学科学院肿瘤医院党委书记
2013年10月1日于北京

目录

一、临床表现篇

二、诊断篇

三、治疗篇

六、预防篇

七、认识大脑和脑瘤

八、 肿瘤病因的探究

九、 如何就诊

十、 典型病例

十一、 名家谈肿瘤

十二、 名词解释

一、临床表现篇

1. 什么是临床表现？

临床表现是指患者得了某种疾病后身体发生的一系列异常变化。临床表现包括症状和体征。症状就是指患者主观感觉的身体不适或异常表现，如头痛、乏力、吞咽困难等；而体征则是指由医生通过**视诊**、**触诊**、**听诊**查到的客观异常表现，如偏瘫、感觉减退、神经麻痹等。

2. 脑瘤患者常见的临床表现有哪些？

脑瘤常见的临床表现包括颅内压增高和局灶症状两大部分。

颅内压增高的症状及体征主要包括头痛、呕吐和视盘（视乳头）水肿，简称高颅压三主征。除此之外，还可出现视力减退、眼前发黑、复视（视物重影）、头晕、突然摔倒、意识障碍、尿便失禁、脉搏徐缓及血压增高等征象。症状常呈进行性加重。当脑肿瘤内部出血时，可出现急性颅内压增高症状。

局灶症状是指脑瘤引起的神经系统功能紊乱，有两种类型：一是刺激性症状，如癫痫、疼痛、肌肉抽搐等；另一类是正常神经组织受到挤压和破坏导致的功能丧失，即麻痹性症状，如偏瘫、失语、感觉障碍等。不同部位肿瘤引起不同的局灶症状：颞叶肿瘤患者往往出现性格情绪变化，额叶肿瘤常出现情感和言语障碍，小脑肿瘤常出现眩晕、走路不稳等症状。

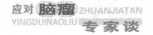

各种不同性质脑瘤和不同部位脑瘤患者的临床表现也不尽相同，需有经验的专业医生方能甄别。

3. 头痛的原因有哪些?

头痛是临床上常见的症状之一，通常是指局限于头颅上半部的疼痛，常伴有头晕的症状。头痛的原因繁多，一般分为原发性头痛和继发性头痛。常见的原发性头痛一般包括偏头痛、紧张型头痛、丛集性头痛和其他三叉自主神经头痛，原发性头痛多为良性病程。继发性头痛则为各种器质性病变，如脑血管疾病、颅内感染、脑外伤、脑瘤、全身性疾病及滥用精神药物等所致的头痛。脑肿瘤引起的头痛只占各类头痛中很小的一部分，所以当患者感觉头痛、头晕时，不应紧张，但也绝不能大意。如有严重的新发头痛或头痛形式突然改变，并能排除其他疾患造成头痛，建议患者尽早到医院就诊，由专业人员做进一步检查。

头痛症状是多种脑瘤的常见表现：如长期慢性头痛在脑膜瘤中常见；进展性头痛在脑胶质瘤中常见；突发剧烈头痛常见于脑瘤伴出血，易发生在转移瘤、垂体瘤中。

4. 抽风是怎么回事?

抽风是癫痫的俗称，民间亦称为"羊角疯"、"羊角风"等。癫痫是指脑神经元异常和过度放电所造成的临床现象。由于异常放电的神经元在大脑中的部位不同，而有多种表现，包括意识丧失、肢体抽动、精神异常、腹痛型癫痫、肢痛型癫痫、晕厥型癫痫或心血管性发作型癫痫等。大部分癫痫患儿为产伤或发育异常所致，一般情况下应由经神经内科或儿科诊治。如果是无癫痫病史的成年患者，应立即于医院就诊，排除脑瘤或脑血管畸形，并注意避免劳累，保证有氧环境，避免情绪波动。

出现癫痫症状，较常见的脑瘤是脑胶质瘤、凸面脑膜瘤和海绵状血管瘤。

5. 脑瘤会引起患者精神障碍与行为改变吗？

精神障碍和行为改变可以是意识障碍的表现形式，包括情绪异常、胡言乱语、突发哭笑、性格改变、行为异常、注意力改变等，种类繁多。当出现这类精神症状时，应首先考虑患有精神类疾病，也应有人陪同前往神经科门诊就诊，行相关检查以排除中枢神经系统器质性病变，其中少数脑瘤也可能会引起精神障碍，应行头颅 CT 或磁共振（MRI）检查予以排除。

出现精神障碍和行为改变，最常见的脑瘤是额叶或颞叶肿瘤。

6. 脑瘤患者会有记忆力障碍吗？

记忆力障碍属于认知障碍的范畴，记忆障碍可分为遗忘、记忆减退、记忆错误、记忆增强四种表现。其中绝大多数的记忆障碍常见于阿尔茨海默病、严重的脑外伤、中毒、缺氧、感染性脑病等，并非属于脑瘤患者的常见症状。脑内某些特定部位肿瘤，如海马、背侧丘脑内侧核群等边缘系统的肿瘤可能会引起患者记忆力障碍；同时颅内肿瘤继发的颅内压增高、血管改变等也有可能导致记忆力障碍相关症状，但一般不会是脑瘤患者首发症状。

出现记忆力障碍，最常见的脑瘤是边缘系统的脑胶质瘤，还有脑室内肿瘤如中枢神经细胞瘤、脉络丛乳头状瘤、室管膜瘤等；脑肿瘤引起的脑积水也可能出现记忆力障碍。

7. 头晕的原因有哪些？会和脑瘤有关吗？

在临床上常将头晕分为近乎晕厥、平衡失调和眩晕。其中大多数的头晕症状由于心源性、血管源性以及耳源性疾病造成。脑瘤患者会因为颅内高压、前庭神经受压或小脑病变继发头晕不适，对于新近出现并逐渐加重、伴有单侧听力异常的头晕，尤其伴有头痛、行走不稳等症状时需要充分重视，警惕脑瘤。

出现头晕症状，最常见的脑瘤是小脑胶质瘤、小脑转移瘤、小脑血管网状细胞瘤和听神经鞘瘤。

8. 哪些原因会导致眼球突出？

眼球突出绝大多数见于外伤、发育异常、眼科疾病、甲状腺功能亢进眼病等，少数为眶内肿瘤和颅眶沟通肿瘤引起，眼球突出常表现为单侧发生、逐渐生长、视力改变并伴有头痛、头晕的相关症状。出现类似临床表现时应及时检查。

引起眼球突出症状，最常见的脑瘤是颅底脑膜瘤、神经鞘瘤、视神经胶质瘤以及炎性假瘤，但后者不算真正意义上的肿瘤。

9. 视力障碍与脑瘤有关吗？

视力改变可包括视敏度下降、视野改变、复视等。视敏度改变主要表现为短期内视力明显下降或视力下降进行性加重，可双侧对称，亦可偏侧发生。视野缺损主要表现为视物时某方向

"看不清"或"看不见"，一些患者甚至会出现行走过程中误撞。复视即视物重影，不明显者在特定视物方向时出现症状。一般因眼外肌的运动失调所致。视敏度、视野及眼球运动等眼部检查是神经外科重要的体格检查内容之一，除了眼科疾病、感染、中毒、药物因素及某些全身疾病会引发视敏度下降、视野改变、复视的症状，眶内球后肿瘤、蝶鞍和海绵窦区肿瘤、枕叶肿瘤都会引起视力改变。

视力改变是多种脑瘤的常见表现，最常见的是鞍区的垂体瘤、颅咽管瘤、视传导通路上的胶质瘤；以及易引起慢性颅高压的中枢神经细胞瘤、脉络丛乳头状瘤、室管膜瘤、松果体细胞瘤等。

10. 耳聋、耳鸣会是脑瘤患者的症状吗？

一些颅底部肿瘤如听神经瘤会造成患者听力改变的症状，表现为单侧间歇性高调耳鸣。发病过程中耳鸣会逐渐加重，表现为发作频率变高、持续时间变长，直至出现缓慢进行性耳聋（偶呈突发性）。可以伴有头晕和行走不稳感。若肿瘤挤压邻近神经出现耳内疼痛，唾液与泪腺分泌改变，舌前味觉异常，半面肌痉挛，肌无力或瘫痪。若肿瘤向小脑桥脑角方向发展，首先破坏岩尖及其上的三叉神经节，引起患侧面部麻木、角膜反射消失等。

引起耳聋、耳鸣症状最常见的脑瘤是听神经鞘瘤。

11. 面瘫、面部麻木、面部疼痛是怎么回事？

自发性周围性面瘫以及带状疱疹性耳炎、创伤、先天发育异常引起的面瘫占面瘫的90%～95%。肿瘤引起的面神经麻痹在所有面瘫中所占比例并不高，一般表现为缓慢进行性单侧面瘫，常引起听力下降甚至听力丧失。大多数肿瘤为良性的面神经瘤、听神经鞘瘤或其他累及颞骨的恶性肿瘤，也包括一些生长旺盛的血管内皮瘤。另外腮腺肿瘤也可累及面神经的部分分支引发面瘫。

三叉神经、舌咽神经、迷走神经等多组脑神经参与支配面部感觉，面部麻木、疼痛都属于面部感觉异常。引起面部麻木、疼痛的常见疾患包括三叉神经痛、舌咽神经痛、膝状神经痛、面肌抽搐、枕神经痛、蝶腭神经痛、疱疹后神经痛、口腔和牙齿的疾病、脑血管疾病、神经炎症、感染性疾病等，绝大多数面部感觉异常并不能直接提示有颅内肿瘤。但某些颅底肿瘤会引起面部感觉异常症状，其中最常见的肿瘤为三叉神经鞘瘤，常以面部麻木、疼痛为首发症状。

12. 一侧肢体无力会和脑瘤有关吗？

某些直接压迫运动皮层、脑干运动传导束的脑瘤会引起患者肢体肌力下降，而且肌力下降会随肿瘤生长进行性加重；另外某些颅内肿瘤卒中、囊变可造成突然肌力下降，随血肿、囊液吸收肢体肌力逐渐恢复。所以肢体无力这一症状在脑肿瘤的鉴别与诊断上存在一定的迷惑性，出现肢体无力症状，一定要及时就医，做相关影像学检查及电生理检查以明确肌力下降原因。

肌力下降最常见的是脑胶质瘤、转移瘤和中央前回附近发生的脑膜瘤。

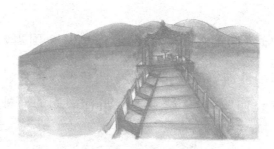

13. 行走不稳会是得了脑瘤吗？

一侧肢体无力或者主管平衡的小脑、前庭器官病变可引发行走不稳症状。肢体无力引发的行走不稳已有描述，累及小脑或前庭器官的肿瘤引起的行走不稳表现为眩晕，闭目加重，走路不成直线，某些小脑肿瘤患者会出现自发性眼球震颤、言语异常、肢体控制力下降等症状，活动后可伴有恶心、呕吐感，类似"晕车"、"坐船"感觉。

行走不稳在小脑肿瘤中较常见如小脑胶质瘤、血管网织细胞瘤、转移瘤等。

14. 恶心、呕吐会和脑瘤有关吗？

绝大多数恶心、呕吐系消化系统疾病所致。脑瘤引起的呕吐大多数是颅内压增高的症状之一，表现为喷射性呕吐。呕吐后头痛会暂时缓解。呕吐发生的原因，一般认为是颅内压增高，延髓呕吐中枢受到刺激所致。当然，小脑或脑干肿瘤直接刺激延髓呕吐中枢也会引起呕吐。所以，当发生头痛、呕吐并伴颅内压增高或小脑、脑干症状时，应高度怀疑颅内肿瘤性或血管性疾病，必须尽快前往医院寻求治疗。

15. 偏瘫是脑瘤引起的吗？

引起偏瘫的原因很多，例如癫痫发作、脑出血、脑梗死、脑瘤等。因脑瘤引起的偏瘫通常表现为进行性肌力下降，常常合并肢体痛、温觉减退，不能缓解，临床上可出现行走不稳的症状，患者多描述为"踩棉花"样感觉。

偏瘫症状在脑胶质瘤、转移瘤中较常见。

16. 怎么会闻不到味了？

颅内嗅神经主司嗅觉。除了某些特殊的癫痫发作和精神科疾病可引起嗅幻觉，以及一些因鼻部疾病引发的嗅觉减退、嗅觉异常外，侵犯嗅神经的肿瘤也可以引起嗅觉障碍。脑肿瘤引起的嗅觉障碍一般表现为持续性、不可逆性的嗅觉减退、丧失，幻嗅，常见于嗅沟脑膜瘤、嗅神经母细胞瘤。

17. 多饮多尿是怎么回事？

多饮多尿常见于糖尿病、某些肾脏疾病、长期钾缺乏及中枢性尿崩等。某些下丘脑、蝶鞍区肿瘤会导致下丘脑-神经垂体功能减退，抗利尿激素分泌减少，引起肾小管再吸收功能下降而引起多尿，继而出现反馈性饮水增多。

出现多饮多尿最常见的脑瘤是颅咽管瘤和鞍上生殖细胞瘤。

18. 脑瘤会引起患者性欲下降吗？

全身性疾病、男性生殖系统疾病、内分泌疾病、药物因素、精神因素、年龄因素等原因均可导致男性患者性欲下降。某些下丘脑肿瘤、蝶鞍区肿瘤会引起男性患者神经内分泌改变，常发生易疲乏、精力差、性功能下降（一般表现为勃起困难）、体毛变少，甚至乳房发育、**溢乳**、不育的症状。出现类似症状时不能羞于诊治，应积极求治于神经外科。

性欲减退在垂体瘤中较多见。

19. 脑瘤会引起患者月经不调和不孕吗?

月经不调、闭经最多见于妇科疾病。有些适龄女性患者出现严重月经失调甚至长期闭经症状,一些女性伴有乳腺异常泌乳,分泌物常为淡黄色水样乳液,她们也常常不能怀孕,还时常会感觉乏力不适、精神萎靡。以上的症状可以联合出现或单独发生,临床称为闭经-泌乳综合征,很大一部分患者罹患垂体瘤、颅咽管瘤或下丘脑肿瘤,需要前往神经外科就诊。

20. 突然发胖者为什么要做脑部检查?

很多全身疾病、药物、饮食、精神因素均可引起肥胖。但某些脑瘤如垂体瘤、颅咽管瘤或下丘脑肿瘤也会导致肥胖,常常表现短期内突然发胖,一般表现为皮肤菲薄,颈、胸、腰、腹部脂肪堆积而四肢纤细,常伴有肥胖性生殖无能综合征,肥胖、性器官发育不良、尿崩等为其特征,因此突然发胖需要做脑部检查。

21. 什么是巨人症?

生长激素型垂体瘤在青春期发病可以引起巨人症。病理性身高过高称为巨人症。多数发生在 20 岁以下者,即骨骺板闭合前,常表现为耳、鼻、口大,一些女性患者声调变粗,出现胡须、喉结等男性化体征。易并发糖尿病、肾上腺皮质功能减退、性腺萎缩和性功能减退症、垂体前叶功能低下等症。巨人症也是因生长激素分泌过量所致,垂体腺瘤是常见病因之一。巨人症患者如果明确是垂体肿瘤，应积极治疗，去除病因。

22. 什么是肢端肥大症？

生长激素型垂体瘤在成年发病可以引起肢端肥大症。患者出现耳、鼻增大，口唇增厚，手足末端指（趾）关节增粗、肥大。肢端肥大症的病因是垂体肿瘤致生长激素分泌过多。手术切除垂体肿瘤后，患者面容一般可部分恢复。

23. 哪些脑瘤会引起患者吞咽困难与饮水呛咳的症状？

一些颅底肿瘤和脑干肿瘤可以引起饮水呛咳和声音嘶哑症状。这些症状常是后组脑神经损伤的症状，主要包括：伸舌偏斜或伸舌不能致言语不利；味觉异常；舌部感觉异常；唾液减少，泪腺分泌减少；完成转头动作无力或不能；耸肩动作无力等。出现以上症状，提示颅底或脑干肿瘤可能，需要及时就医诊治。

24. 小儿脑瘤患者有哪些临床表现？

小儿颅内肿瘤好发于中线及小脑，故易早期阻塞脑脊液循环通路出现颅内压增高，压迫脑干等重要结构，病程常较成人短。由于儿童颅骨发育不完全，代偿能力较成人强，因此局限性神经系统损害症状相对较成人轻。另外，小儿对症状的主观感受和客观描述能力差，给初诊时正确诊断带来困难。临床上常表现为喷射状呕吐、头痛哭闹、抱头抓头、视觉障碍、头颅增大、颈部抵抗或强迫头位、癫痫发作、发热、复视或内斜视、脾气暴躁易激惹、发育异常等。

25. 小儿性早熟会和脑瘤有关吗?

小儿性早熟的病因很多,可按下丘脑-垂体-性腺轴功能是否提前发动,分为中枢性(真性)和外周性(假性)两类。某些中枢神经系统肿瘤和占位病变可致儿童继发性中枢性性早熟。常见的包括下丘脑错构瘤、囊肿、肉芽肿,松果体区生殖细胞瘤等。

26. 小儿总是傻笑,是脑子有病吗?

小儿患者间歇无明显原因出现傻笑的症状在医学上称为痴笑样癫痫,是下丘脑错构瘤的特异性表现。该病常伴有小儿性早熟、继发脑积水等症状,女孩多见。因此,有此症状的患儿应及时就诊,行头部磁共振检查,以排除此病。

27. 脑瘤会引起患者发热吗?

脑瘤通常不会引起患者发热,因此以发热伴头痛起病的患者应首先考虑感冒等常见病。当然,中枢神经系统感染性疾病可以引起头痛和发热,但常伴有颈项强直等脑膜刺激征。少部分肿瘤出血、坏死会有一过性吸收热,另外中枢神经系统淋巴瘤也可能出现持续性低热。因此,排除感染性疾病后也应考虑到肿瘤的可能。

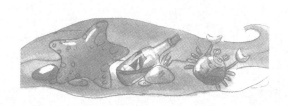

28. 脑胶质瘤患者有哪些临床表现？

依病变所在部位及性质不同而表现各异。归纳起来可分为颅内压增高引起的症状和脑局灶破坏性症状，一般发病缓慢，呈进展性持续加重的过程。

颅内压增高引起的症状主要是头痛，清晨时加重，严重时可伴有呕吐、食欲差，呕吐后头痛可缓解，体格检查时还可发现眼底视盘水肿。

脑局灶破坏性表现最常见的是癫痫发作，也就是俗称的"抽风"。在特定的脑功能区发生的胶质瘤还会破坏中枢神经系统功能，造成局灶症状，如掌管运动的功能区破坏可导致偏瘫、掌管语言的功能区破坏可导致失语、掌管感觉的功能区破坏可导致偏身麻痹、掌管视觉的功能区破坏可导致偏盲、掌管代谢的功能区破坏可导致水、糖、电解质代谢紊乱等（详见 38~43 问）。

29. 脑膜瘤有哪些临床表现？

脑膜瘤患者往往以头痛和癫痫为首发症状。头痛特点是症状轻微，不易察觉，病程会迁延多年不变。头痛可以因肿瘤刺激局部脑膜所致，也可以由颅内压增高引起。早期自体代偿机制可减轻头痛，休息后可自行缓解，当肿瘤生长较大，突破临界点使颅压调节失代偿后，头痛可能突然加重，表现为持续头痛无缓解。

当脑膜瘤生长在大脑凸面，特别是在运动功能区附近时，癫痫症状较常见。

一些特定部位生长的脑膜瘤，会压迫所在部位的神经组织，引起一些神经缺损的改变，如嗅沟脑膜瘤引起嗅觉障碍、鞍结节脑膜瘤引起视力障碍、蝶骨嵴脑膜瘤引起眼球运动障碍、桥小脑角脑膜瘤引起听觉障碍、岩斜脑膜瘤引起发音及吞咽功能障碍等。

30. 垂体瘤患者有哪些临床表现？

垂体瘤的临床表现较复杂，根据产生原因一般可分为两大类：①垂体瘤的占位效应。包括硬脑膜牵拉或颅内压增高引起的头痛、压迫视交叉产生的视力及视野改变、压迫正常垂体导致内分泌系统功能低下，如甲状腺功能低下可致怕冷、黏液性水肿、毛发粗；肾上腺功能低下可致直立性低血压、易疲倦；性腺功能低下可致停经（女性）、无性欲、不孕；抗利尿激素分泌减少可致尿崩症；压迫海绵窦导致眼球运动障碍；②功能性垂体瘤分泌引起的激素分泌过量的异常。如泌乳素腺瘤可导致女性患者停经-泌乳综合征，男性患者阳痿及无生育功能；促肾上腺皮质激素腺瘤可导致患者异常肥胖、色素沉积过多、继发性高血压；生长激素腺瘤可导致成人肢端肥大，儿童（在骨骺闭合前）可导致巨人症。

31. 听神经瘤患者有哪些临床表现？

听神经瘤一般病程较长，自发病到住院治疗时间为数月至十余年不等。患者主要临床表现是局部神经功能障碍，表现为耳鸣、耳聋和平衡障碍"三联征"；面神经功能障碍表现为患侧周围性面瘫和味觉改变，但相对少见；小脑功能障碍表现为步态不稳、患侧肢体共济失调；肿瘤较大时出现脑干症状，表现为共济失调、复视、对侧肢体运动和感觉障碍，严重者可出现意识和呼吸障碍；瘤体巨大时还会引起颅内压增高的症状。

32. 颅咽管瘤患者有哪些临床表现?

颅内压增高症状多见于合并脑积水的患者。

视力、视野障碍系肿瘤压迫视神经、视交叉甚至视束所致，早期即可有视力减退，多为缓慢加重，晚期可致失明。肿瘤向鞍旁发展可产生海绵窦综合征，表现为眼球活动障碍等。

内分泌紊乱主要由肿瘤压迫或侵犯垂体和下丘脑所致，表现为多种垂体激素分泌不足：儿童骨骼发育迟缓，骨骺不愈合，易乏力、倦怠，食欲差，性器官发育不良，妇女停经和泌乳障碍。

下丘脑功能障碍有体温调节中枢障碍，导致体温失调；意识和睡眠障碍，导致嗜睡或昏迷；自主神经功能紊乱，表现为血压波动、心律失常、呼吸紊乱伴肺水肿，以及消化道溃疡；尿崩症，水平衡紊乱等。

33. 颅内生殖细胞肿瘤患者有哪些临床表现?

原发颅内生殖细胞肿瘤起源部位与组织类型有关，临床表现因肿瘤生长部位而异。其发病部位在基底核和丘脑生殖细胞肿瘤多为生殖细胞瘤，57%生殖细胞瘤位于鞍上。其他生殖细胞类肿瘤常见于松果体区，脑室、大脑半球、小脑的生殖细胞肿瘤多为其他生殖细胞肿瘤。

松果体区肿瘤表现为颅内压增高引起的头痛、恶心、呕吐和视盘水肿；眼球上视不能，或伴瞳孔光反应消失；性早熟。

鞍区肿瘤可有继发颅内压增高的表现；视力、视野的损害；尿崩症和垂体功能的减退。

基底核区肿瘤可导致运动和感觉的传导通路受损，患者出现偏瘫、偏身感觉障碍等症状。

34. 颅内上皮样和皮样肿瘤患者有哪些临床表现？

皮样与上皮样肿瘤，或称囊肿，均为胚胎性、良性肿瘤。

肿瘤部位不同临床表现各异。可以和相同部位的其他病变表现一致，如上皮样囊肿（胆质瘤）脑桥小脑角池，常引起三叉神经痛。此外，还可因囊肿破裂致反复出现的无菌性脑膜炎，症状包括发热及脑膜刺激征，表现为剧烈的头痛、颈部发硬不愿活动、屈曲使下肢背侧疼痛。

35. 颅底脊索瘤患者有哪些临床表现？

脑神经麻痹：常为动眼神经或展神经症状，出现斜视和复视；也可有三叉神经的症状，如面部感觉异常，如侵及鞍内者，可有视力障碍或视野缺损。

脑干压迫症状：可因肿瘤压迫脑干的位置不同而出现不同的症状和体征。因肿瘤首先压迫脑干腹侧，所以运动障碍和长束征可出现；若肿瘤继续增大，可出现吞咽、呼吸困难和强迫头位。

其他症状：若肿瘤突入鼻腔和咽部，可出现鼻塞和咽部不适等症状，体检也可能在咽部或鼻腔看到肿瘤。

36. 颅内血管网织细胞瘤患者有哪些临床表现？

血管网织细胞瘤（血管母细胞瘤）常发生在小脑半球和脑干，症状和体征与常见的后颅窝肿瘤及脑干肿瘤类似。头痛是最常见的首发症状，表现为间断性枕下疼痛，可伴恶心、呕吐、眩晕和复视等；小脑受压可出现眼球震颤和共济失调等体征；脑干受压表现为偏瘫、偏身麻痹及瞳孔改变，严重时可出现呼吸节律改变。

37. 中枢神经系统淋巴瘤患者有哪些临床表现？

原发与继发性中枢神经系淋巴瘤的临床表现相似，症状缺乏典型性，可表现为脊髓硬脑膜外压迫或癌性脑膜炎（多发脑神经麻痹、癌性脑膜炎）；癫痫较常见；老年患者可出现精神状态改变，智力减退；压迫功能区可出现局部神经功能障碍，如偏身运动或感觉障碍、失语、视野缺损、多发脑神经麻痹（由于癌性脑膜炎）等。

中枢神经系淋巴瘤还有一些特征性表现，包括葡萄膜炎（伴发或早于淋巴瘤）和亚急性脑炎伴室管膜下浸润。

38. 额叶肿瘤患者有哪些临床表现？

额叶在大脑的最前方，位于额部，也就是俗称的"脑门"，是各脑叶中最大的一个。肿瘤侵犯或压迫额叶前部脑组织可以引起智力和人格障碍为主的临床表现，表现为记忆力和注意力减退、表情淡漠、反应迟钝，易怒、缺乏自控能力、思维能力下降及人格改变等。当肿瘤位于额叶后部时，可导致对侧肢体、面部抽搐和癫痫发作，严重的可以出现对侧肢体偏瘫、言语功能障碍、不能写字等。额叶底部受肿瘤侵犯后可以出现嗅觉丧失，有的患者可以出现幻嗅（闻到并不存在的异常味道）。

39. 颞叶肿瘤患者有哪些临床表现？

颞叶在额叶侧下方，在人两侧颧骨后方，太阳穴的深面，外耳道的前上方，位于脑的两侧，俗称侧脑。癫痫发作是多数颞叶肿瘤的首发症状，对于首次发作的年龄>20岁的癫痫患者，应积极寻找是否存在肿瘤。优势半球颞叶后部病变可以出现言语功能障碍，表现为患者听不懂别人说的话，或叫不出常用物品的名称（如钥匙、筷子等）。其他临床表现包括幻嗅、幻觉、似曾相识感，以及情感异常、精神异常（人格改变、情绪异常、记忆障碍、反应迟钝、表情淡漠等）。部分患者可能出现视野缺损。

40. 顶叶肿瘤患者有哪些临床表现？

顶叶在额叶后方，外耳道的正上方，俗称"头顶"位置。顶叶肿瘤常可导致癫痫发作。此外，顶叶肿瘤常导致对侧肢体感觉功能障碍，包括触觉、温度感受异常以及不能分辨肢体位置等。优势半球顶叶受肿瘤侵蚀可以出现不会算术、不能分辨左右侧、不会写字认字以及不能完成患病前熟练掌握的活动（如搭积木、织毛衣等）。

41. 枕叶肿瘤患者有哪些临床表现？

枕叶在顶叶后方，小脑上方，俗称"后脑勺"。枕叶肿瘤癫痫发作较少见，其临床表现常为视觉障碍，患者眼前可出现闪光、暗影、色彩等幻视现象。枕叶皮层脑组织受损可出现一侧视野缺损甚至完全失明。有些患者视觉障碍并非失明，而是对图形、颜色等失去辨别能力，需借助触觉才能辨认物体。部分患者表现为视物变形，所看物体变大、变小、形状歪斜或颜色改变等。

42. 岛叶与边缘系统肿瘤患者有哪些临床表现？

岛叶在颞叶和额叶的深部。岛叶病变常表现为内脏运动和感觉障碍，如唾液分泌增加、恶心、胃肠蠕动增加和饱胀感等；癫痫发作是岛叶胶质瘤常见症状。岛叶是边缘系统的主要组成部分。边缘系统是大脑内部参与高级神经、精神和内脏活动的结构，因此，岛叶肿瘤患者可以出现情绪和记忆障碍、行为异常、幻觉、反应迟钝等功能障碍。

43. 脑干肿瘤患者有哪些临床表现？

脑干位于颅窝中央，头颈部交界区，可分为延髓、脑桥和中脑。脑干有传导功能和"生命中枢"（延髓），前者传导大脑到全身神经，后者主管中枢性呼吸和心跳。脑干肿瘤患者常表现为脑神经麻痹和上下传导功能障碍症状，出现脑神经和肢体瘫痪。延髓肿瘤患者的一般表现为眩晕、恶心、呕吐及眼球震颤、饮水呛咳、吞咽困难、声音嘶哑、伸舌困难、舌肌萎缩；感觉障碍表现为病变同侧面部痛觉、温觉障碍，对侧躯体痛觉、温觉缺失；运动功能障碍表现为病灶对侧肢体瘫痪；如果肿瘤累及延髓的生命中枢可能导致中枢性呼吸、心搏骤停。此外，有些患者还可出现小脑损害的症状，如行走不稳、头晕目眩、言语异常等。脑桥病变的特殊表现包括同侧眼球不能外展、双眼向病变对侧凝视以及面瘫等。中脑病变如部分出现脑疝的患者可以出现眼球活动障碍、瞳孔散大、病变对侧面瘫、舌肌瘫痪、肢体瘫痪等症状和体征。

44. 鞍区肿瘤患者有哪些临床表现？

鞍区指位于颅中窝正中部、蝶骨体上方形似马鞍状的区域。鞍区包括垂体窝、鞍结节、中床突、交叉前沟、视神经管、前床突、鞍背和后床突等结构。鞍区肿瘤患者早期就出现内分泌功能紊乱，随着肿瘤增大压迫视神经和视交叉后会出现视力、视野和眼底改变，晚期可以出现颅内压增高所致的头痛、呕吐等症状。①内分泌功能紊乱：泌乳素（PRL）分泌过多，女性以停经、泌乳和不育为主要表现，男性则出现性功能减退。生长激素（GH）分泌过高，成人表现为肢端肥大症，儿童表现为巨人症。促肾上腺皮质激素（ACTH）分泌过多可导致库欣综合征（Cushing syndrome）；②视力、视野和眼底改变：鞍区肿瘤压迫视神经和视交叉后出现视力减退和视野缺损，同时眼底检查显示原发性视神经萎缩；③晚期肿瘤压迫以及肿瘤引起的脑积水都可以导致颅内压增高，出现头痛、呕吐、视盘水肿等症状和体征。

45. 小脑肿瘤患者有哪些临床表现？

小脑在人脑后方枕部，借小脑幕与大脑半球的枕叶分隔。小脑主要是协调人的精细运动，也称共济运动，使人在运动时更加协调。肿瘤位于小脑半球时，患者主要表现为病变侧肢体协调动作障碍、肢体活动笨拙，吟诗样语言、眼球震颤、走路不稳容易向患侧倾倒等；肿瘤位于小脑蚓部时，患者主要表现为步态不稳，行走时两脚分开、左右摇晃呈醉酒状，站立时向后倾倒。此外还可出现视物模糊、头痛、眼痛等脑积水症状。

46. 脑桥小脑角肿瘤患者有哪些临床表现？

脑桥小脑角区实际上是一锥形立体三角，它在后颅窝的前外侧。由前内侧的脑桥外缘、外后方的岩骨内缘及后下方的小脑半球外侧构成一个锥形窄小的空间。此区的重要性在于集中了听神经、面神经、三叉神经及岩静脉、小脑后上动脉、小脑前下动脉等重要神经和血管。肿瘤压迫面神经和听神经时，患者主要表现为眩晕、患侧耳鸣及听力逐渐减退等前庭蜗神经症状以及额纹变浅、眼睑闭合不全、鼻唇沟变浅、口角向对侧歪斜等面神经损害症状；肿瘤累及三叉神经，患者可出现病变侧面部感觉麻木或感觉过敏症状；肿瘤累及后组脑神经，患者可出现声音嘶哑、吞咽困难、饮水呛咳、耸肩转颈无力等症状。后期肿瘤巨大时患者可出现视物模糊、头痛、眼痛、呕吐等脑积水症状。

47. 松果体区肿瘤患者有哪些临床表现？

松果体位于中脑前丘和背侧丘脑之间，为一红褐色的豆状小体。由于肿瘤位于中脑导水管附近，容易引起梗阻性脑积水，故头痛等颅内压增高症状出现较早。肿瘤向周围扩张压迫四叠体、小脑及脑干，从而使患者出现相应的临床表现，其中眼球上视困难较为典型。松果体区肿瘤发生在儿童可出现性早熟表现。

48. 颅底肿瘤患者有哪些临床表现？

颅底分为前、中、后颅底，有 12 对脑神经和颈内动脉、椎动脉等重要神经血管通过。前颅底肿瘤可能出现精神症状，如意识模糊、痴呆、人格改变（抑郁、嗜睡、淡漠、躁狂等，甚至有暴力倾向）等。嗅沟脑膜瘤、嗅神经母细胞瘤侵入前颅底常表现为嗅觉丧失、幻嗅等。前颅底肿瘤还可引起眼球突出、结膜水肿、视物模糊、眼球活动障碍、鼻出血等。中颅底肿瘤最常见的是鞍区肿瘤，鞍区肿瘤常表现为内分泌症状、视力视野障碍等。中颅底肿瘤累及海绵窦可表现为动眼神经、滑车神经、三叉神经、展神经等麻痹，包括眼球活动障碍、眼睑上抬困难等眼部症状及面部感觉异常、咀嚼无力等，也可能出现与颞叶肿瘤相似的临床表现。后颅底肿瘤以面神经、听神经、舌咽神经、迷走神经、副神经、舌下神经麻痹为主要表现。其中听神经瘤可以表现为耳鸣、听力减退、耳聋等，颈静脉孔区肿瘤可以表现为声音嘶哑、饮水呛咳、吞咽困难等，舌下神经鞘瘤可以表现为舌肌麻痹、伸舌向患侧偏斜。颅底肿瘤常经颅底的孔隙结构与颅外面颈部结构沟通，如出现鼻腔、口腔、咽部异物，外耳道异常分泌物，眼球突出，面部畸形等。

49. 什么是脑疝？

颅腔由大脑镰、小脑幕分为幕上左、右及幕下三个腔室。当颅腔内某一分腔有占位性病变时，该分腔的压力比邻近分腔高，脑组织就会从高压区向低压区移位，导致脑组织、血管及神经等重要结构受压和移位，有时被挤入硬脑膜的间隙或孔道中，从而引起一系列严重的临床症状和体征，称为脑疝。可分为小脑幕切迹疝、大脑镰下疝和枕骨大孔疝。脑疝的发生又分为急性和慢性。急性脑疝可能导致严重神经功能障碍，甚至昏迷、猝死，是神经外科常见急症。

50. 颅内肿瘤为什么会引起脑疝？脑疝为什么会致命？

在脑肿瘤的生长过程中，肿瘤及周围水肿逐渐发展，对周围脑组织的推挤压迫也逐渐加重，许多脑肿瘤患者在就诊时可能出现颅内压增高症状。随着病情的发展，颅内压调节、代偿能力逐渐耗竭就会出现脑疝。一旦出现脑疝，患者就非常危险。因为，脑疝会造成脑组织的移位，通常会压迫到脑干，致使脑干的呼吸、心跳中枢受损伤，造成中枢性的呼吸、心搏骤停，如不及时抢救，患者就会死亡。因此，一旦发现颅内肿瘤有致脑疝可能，应当尽早、尽快手术治疗。

51. 哪些肿瘤容易发生脑转移？

脑转移瘤是各系统肿瘤最严重的并发症，也是成年人最常见的脑瘤。大多数脑转移瘤来自肺癌、黑色素瘤、肾癌、直肠癌、软组织肉瘤、乳腺癌以及非霍奇金淋巴瘤。有关数据显示，约50%脑转移瘤来源于肺癌，但发生脑转移率最高的恶性肿瘤为黑色素瘤，甲状腺、腮腺、膀胱、子宫等器官恶性肿瘤转移较少见。

52. 癌性脑膜炎患者有哪些症状？

癌性脑膜炎患者常表现为神经系统内多部位同时出现症状，系行经蛛网膜下隙的脑神经损伤、癌细胞直接浸润脑组织和脊髓、局部血供改变、颅内压增高（脑脊液循环、吸收障碍）所致。具体表现为进行性、多发性神经功能障碍，可达94%，常见面神经、动眼神经、三叉神经和展神经受累；常见的症状有头痛、精神状态改变、嗜睡、癫痫发作、共济失调。非梗阻性脑积水也很常见。

53. 什么是恶病质?

恶病质是指人体显著消瘦、贫血、精神衰颓等全身功能衰竭的恶劣状况。多种疾病都可导致患者出现恶病质,包括恶性肿瘤、获得性免疫缺陷综合征(艾滋病)、严重创伤、严重败血症等,其中恶性肿瘤导致的恶病质最为常见,称为肿瘤恶病质。

肿瘤恶病质是机体代谢发生了紊乱,这种紊乱是多种因素引起的。与饥饿引起的脂肪丢失不同,恶病质患者不仅丢失脂肪,还丢失肌肉组织,且摄食并不能逆转恶病质患者的肌肉消耗。体重下降是恶病质患者最常见症状(体重下降超过5%表明正在发展为恶病质,体重下降超过15%则确认已经进入恶病质状态),除此之外,还包括食欲减退、疲劳、肌肉消耗、感觉及知觉异常、贫血和水肿等。

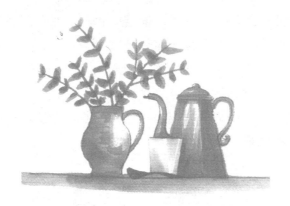

二、诊断篇

54. 怎样诊断脑瘤?

脑瘤的诊断通常分为两步,定位诊断和定性诊断。首要进行的是定位诊断,在初次接诊时,医生会依据患者的临床表现(症状和体征,通过询问病史和体格检查获得),结合临床经验初步判断病变可能的部位,有时非特异的临床表现,如头痛、癫痫等难以定位,就需要做影像学检查。最常见检查是平扫加增强 CT、MRI,结合影像学检查结果,基本可以确定病变部位,达到定位诊断。接下来就要明确肿瘤性质,即定性诊断。需由医生先结合患者年龄、性别、临床表现、影像学检查等结果,结合各部位发病率进行初步的临床诊断,在有多种可能的定性诊断,而现有资料不足时,可能会进一步作些实验室检查如血液学检查、脑电图、肌电图、脑干诱发电位、脑血管造影、垂体激素测定等。一旦确定临床诊断后,就可制订治疗方案,但这时仍不是最终诊断。

确定诊断需要有病理学检查结果,也就是通过手术,采集到肿瘤组织,在显微镜下观察其细胞形态,只有病理学结果能确定最后的诊断。有时临床诊断会和病理诊断不符,应以病理诊断为准。当临床资料无法做出临床诊断时,也必须做诊断性手术,切取肿瘤组织做病理学检查确诊。

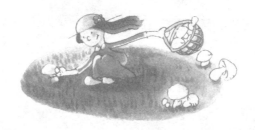

55. 神经系统体格检查包括哪些？可以被代替吗？

随着高新技术在辅助检查方面的应用，神经影像学快速发展，神经系统肿瘤的定位和定性诊断更加准确。但是神经系统体格检查作为首选的检查方法的地位是不能被替代的，在肿瘤定位诊断，特别是椎管肿瘤选择影像学检查平面有着重要作用。神经系统体格检查内容包括高级神经活动、12对脑神经、运动、感觉、反射、自主神经功能的检查。

56. 为什么脑瘤患者要查视力、视野、眼底？

一些脑瘤如垂体腺瘤、鞍结节脑膜瘤压迫视神经和视交叉，会引起视力、视野和眼底的特殊改变；脑瘤引起颅内压增高时，眼底也会视盘水肿。因此，如果患者有视力下降或颅内压增高症状时需要检查视力、视野和眼底。

视力检查包括远视力和近视力。通常采用国际标准视力表，两眼分别检查，记录能分辨的最小视标。戴眼镜者必须分别测裸眼视力和矫正视力。若在距视力表前1米处仍不能识别最大视标，可逐渐移近视力表，别人指数或眼前手动。若仍不能辨认手动，可在暗室中用电筒照射双眼，观察是否存在光感。视野检查包括周边视野检查和中心视野检查。粗略测试时可用手指从各个方向向中央移动，将患者与检查者的视野进行比较。用周边视野计可精确测定视野。视力、视野均与视觉通路的传导异常相关，若检查发现异常，除外眼部疾病后，应考虑是否是颅内肿瘤引起视觉传导通路受压迫。眼底检查需借助检眼镜（眼底镜）。正常眼底可见视盘及周围血管等正常结构。若发现视盘水肿或视神经萎缩，则考虑颅内病灶引起颅内压增高或压迫视神经和视交叉。

57. 如何进行听力检查？有什么意义？

常使用耳语、音叉等进行检查。将振动的音叉置于一侧乳突部，听不到声音后再置于同侧耳旁，直到再次听不到声音。通过比较两者时间长短来辨别传导性耳聋和感音性耳聋；也可将振动的音叉置于额部正中，比较双侧声音消失的时间。听神经的刺激性病变常出现耳鸣，破坏性病变出现耳聋。传导性耳聋多见于外耳或中耳疾病，而感音性耳聋主要见于内耳或听神经病变，如听神经瘤等。

58. 脑瘤患者可能需要做哪些辅助检查？

辅助检查指通过症状、体征等临床表现无法完成诊断，需要补充进行的一系列检查手段，包括：影像学检查，最常见检查是平扫加增强的 CT、MRI 以及 X 线平片；神经电生理监测，如脑电图、肌电图、脑干诱发电位；血液学检查，血常规、垂体激素测定、肝肾功能、病毒学检查等；有创操作，如脑血管造影、腰椎穿刺、骨髓穿刺等；核医学检查，如核素全身骨显像、PET 等。随着医学成像技术的发展，PET-CT、CT 血管造影成像、CT 灌注成像，磁共振扩散成像、灌注成像、功能成像以及波谱分析等新技术也逐步应用，起着越来越重要作用。

59. 什么是脑电图检查？

脑电图是通过脑电描记仪将大脑皮层自身微弱的生物电放大记录成为曲线图，以帮助诊断疾病的一种现代辅助检查方法，属于无创性检查。脑电图主要用于癫痫、脑炎的诊断，特别是判断精神疾病还是脑炎等其他疾病造成的精神症状很有价值。癫痫发作是脑瘤常见症状之一，因此，脑电图检查对肿瘤诊治有着重要意义。脑电图检查必须提前预约，检查前要洗头，放松心态，保持前夜的睡眠质量，早上用餐，癫痫患者需要在医生指导下用药，不能擅自停药或减量；患者及家属在进入检查室时一定要关闭手机、收音机等，以免干扰脑电图的信号；监测室内的光线要保持稳定；患者饮食一定要合理；检查时精神不要紧张，全身肌肉放松以免肌电受干扰；检查过程中按要求，睁眼、闭目或过度呼吸。目前视频脑电图已经广泛应用于临床，它在动态记录患者脑电活动的同时拍摄患者的相关动作、语言、神情等活动，将影像资料与数字信息综合分析，更准确地对患者的病情做出判断。脑电图的最大缺点是极易受各种因素影响和干扰，包括年龄和个体差异、意识状态、外界刺激与精神活动、体内生理条件的改变以及药物作用。

60. CT 检查对脑瘤的诊断有哪些帮助？

CT 诊断肿瘤主要通过肿瘤组织形成的异常密度影（与正常脑组织相比呈低、等、高密度）及局部脑组织的变形移位来判断。高密度灶可见于钙化、硬膜外和硬膜下血肿，脑出血及某些转移瘤。等密度灶见于亚急性脑出血、某些脑瘤、脑梗死的某一阶段。低密度灶可见于多数脑瘤、脂肪瘤、囊肿、脑梗死、**脑水肿**和脑积水，为脑瘤在 CT 上的最常见的表现。

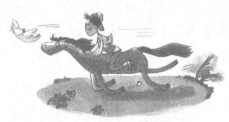

61. 什么是 CT 血管造影？

CT 血管造影（CTA）是血管重建 CT 检查，可以更好地了解颅内血管情况，并提供三维定位。一些血供丰富或与大血管关系密切的肿瘤，在手术前需要做 CTA 检查，了解肿瘤与周围血管的关系，决定手术方案，并提供准确的三维定位。

62. 磁共振对脑瘤的诊断有哪些优缺点？能代替 CT 检查吗？

磁共振成像技术与 CT 相比具有无 X 线辐射、无骨伪影、对比度高、对不同神经组织和结构的细微分辨能力强、可行多层扫描立体重建等优点，在脑瘤的诊断中有重要意义。通过静脉注射造影剂可行对比增强扫描，强化后的病灶信号将发生改变，反映出病灶的病理特征。进一步区分肿瘤与水肿、勾画肿瘤的形态、显示脑膜的病变和垂体微小病变等。磁共振成像不能像 CT 一样显示骨性改变和肿瘤钙化。因此，诊断脑瘤时经常需要同时做 CT 和磁共振检查。

63. 什么是功能磁共振检查？

功能磁共振成像简称 fMRI，可以测量脑组织在视觉、听觉、局部肢体以及思维活动时相应区域血流量、血流速度的变化。肿瘤生长迅速，血供丰富，因此 fMRI 在肿瘤诊断中具有重要意义。目前 fMRI 主要包括弥散加权成像（DWI）、灌注加权成像（PWI）、磁共振波谱成像（MRS）。

64. 什么是磁共振 DWI 成像？

DWI 又称为弥散加权成像，是建立在 MRI 基础上的一种成像方法。最早应用于脑梗死的诊断，现亦广泛用于脑肿瘤的诊断。可用于 CT 和常规 MRI 鉴别困难的颅内囊性病变，如脑脓肿和转移瘤均为环形强化，表皮样囊肿和一般囊肿的鉴别等。在 DWI 上，脑脓肿和表皮样囊肿为明显的高信号，与其他肿瘤和占位病变明显不同。这是 DWI 最常见的临床应用，此外还可用于脑肿瘤良恶性的鉴别以及区分胶质瘤和转移瘤。

65. 什么是磁共振 PWI 成像？

PWI 又称为灌注加权成像。微循环的血流动力学状态称为灌注，反映灌注状态的成像称为灌注成像。在脑梗死患者中，与 DWI 合用可找到缺血半暗带。在脑肿瘤的诊断中，可用于肿瘤与非肿瘤的鉴别、良恶性肿瘤的鉴别、某些原发肿瘤的鉴别、放射性坏死与肿瘤复发的鉴别。

66. 什么是磁共振 MRS 成像？

MRS 又叫磁共振波谱成像，是目前唯一一种无创伤性的研究活体器官、组织代谢、生化改变及化合物定量分析的方法，即利用影像学反映组织代谢的情况。MRS 最常用于鉴别肿瘤与非肿瘤性疾病、良恶性胶质瘤、原发脑肿瘤与转移瘤。

67. 什么是磁共振血管成像？

磁共振血管成像简称 MRA，它可以不使用造影剂进行颅内动、静脉成像，临床上主要应用于颅内动脉瘤、血管畸形的诊断。主要优点是方便省时、无创无放射性，但缺点在于信号变化复杂，易产生伪影。

68. 什么是核素脑显像？

核素脑显像包括：单光子发射计算机断层扫描（SPECT）和正电子发射计算机断层扫描（PET-CT）。CT、MRI 是以解剖学结构为基础的诊断技术，而 SPECT、PET-CT 则是从分子水平反映体内功能代谢变化。在脑肿瘤在诊断中主要用于提供脑肿瘤级别的信息，鉴别术后 CT 或 MRI 不易区分的瘢痕与肿瘤复发。

69. 脑瘤患者需要做 PET-CT 吗？

一般考虑脑瘤可能是其他部位恶性肿瘤转移到脑部时，也就是脑转移瘤时才需要做 PET-CT 检查。PET-CT 是将 CT 清晰的解

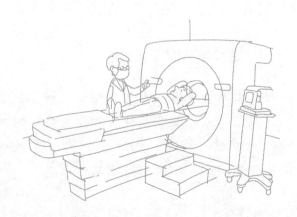

剖结构影像与 PET 功能代谢影像同机结合在一起，提高了病变定性诊断的准确性。在中枢神经系统肿瘤中，最常用于转移瘤患者寻找原发灶或其他转移灶，从而帮助医生评估患者是否有手术指征，术后是否行原发灶部位手术或放、化疗。

70. 什么是数字减影血管造影？

数字减影血管造影（DSA）是通过计算机进行辅助成像的血管造影方法，是一种崭新的 X 线检查技术。它是应用计算机程序进行两次成像完成的，注入造影剂后得到一个只有造影剂的血管图像。这种图像清晰和直观，一些精细的血管结构亦能显示出来。它不但能提供病变的确切部位，而且对病变的范围及严重程度亦可清楚地了解，为手术提供较可靠的客观依据。目前 DSA 已广泛应用于脑血管病检查，特别是动脉瘤、血管畸形等的诊断。

71. 脑瘤患者为什么要做数字减影血管造影？

DSA 在颅脑肿瘤中的应用也日渐广泛，如颈动脉体瘤、颈静脉球瘤、血管内皮外皮细胞瘤、脑膜瘤、血管母细胞瘤、转移瘤等，往往血供丰富或可能侵犯头颈部及颅内重要血管，术前行 DSA 可以明确肿瘤血供及对重要血管的侵犯情况，为手术提供重要信息，提高手术安全性。部分肿瘤侵犯头颈部重要动脉，术中可能需要永久性结扎闭塞动脉的，术前可进行血管造影-动脉球囊闭塞试验、评估动脉永久性闭塞的风险，如有必要术前完善血管旁路移植（搭桥）准备。部分富血管肿瘤，可以进行术前肿瘤栓塞，减少术中肿瘤出血，降低手术风险。

72. 为什么脑瘤患者要做腰椎穿刺检查？

腰椎穿刺（腰穿）是从腰椎间隙穿刺抽取脑脊液进行实验室检查的诊断治疗手段。腰穿主要有以下目的：①了解颅内压力及脑脊液循环通路是否通畅；②留取脑脊液送检：如常规、生化、细菌学检查、肿瘤细胞检查等；③释放血性脑脊液或高蛋白或感染性脑脊液；④鞘内（椎管内）注射。临床作用主要包括：①中枢神经系统炎症性疾病（包括手术后的颅内感染）的诊断与治疗，如化脓性脑膜炎、结核性脑膜炎、病毒性脑膜炎、乙型脑炎的鉴别；②部分疾病可通过腰穿进行抗炎药物注射局部治疗；③脑血管疾病的诊断与鉴别，包括脑出血、脑梗死、蛛网膜下隙出血等；④肿瘤性疾病的诊断与治疗，用于诊断脑内白血病，并通过腰穿鞘内注射化疗药物治疗。

73. 为什么对疑患垂体瘤的患者要查垂体激素水平？

垂体瘤常常引起垂体激素水平改变。垂体激素是垂体分泌的多种微量蛋白质和肽类激素的总称。它们的作用各异，分别调节人体的生长、发育、生殖、代谢，或控制各外周内分泌腺体以及器官的活动。垂体激素包括垂体前叶（腺垂体）激素和垂体后叶激素。垂体前叶激素主要包括泌乳素、生长激素、促甲状腺激素、促肾上腺皮质激素，其他还包括促黄体生成激素、促卵泡成熟激素、促黑激素等。垂体后叶激素主要包括抗利尿激素（ADH），由下丘脑分泌，在垂体后叶保存。这些激素从腺体分泌后进入血液循环，被输送到诸如甲状腺、肾上腺皮质、性腺等外周内分泌腺体以及乳腺、骨骼、肌肉等器官，分别刺激相应腺体产生和分泌相应激素，从而调节机体和组织的生长。这些激素大多可通过采集外周血来化验，激素水平过高，常常提示有垂体增生或垂体腺瘤。

74. 颅底肿瘤患者需要做哪些检查？

除常规检查外，需完成多项检查。X线平片可显示肿瘤压迫所致的蝶鞍扩大、蝶鞍骨质破坏、鞍背骨质侵蚀以及内听道扩大等骨性改变。内分泌功能检查，视力、视野、眼底检查和血管造影检查。CT骨窗+薄层可显示内外板、板障结构和颅底孔洞改变。神经电生理检查可以用于定位受损的神经，如脑干听觉诱发电位异常常见于听神经瘤、前视路的肿瘤引起视觉诱发电位下降。

75. 脑功能区肿瘤患者需要做哪些检查？

脑功能区很多，如躯体运动中枢、躯体感觉中枢、视觉中枢、听觉中枢、运动性语言中枢、感觉性语言中枢、视觉性语言中枢等，每个中枢都在大脑有一定的分布区域，称为脑功能区。脑功能区受损需要通过临床表现和CT、MRI检查确认，如枕叶受损，会引起视觉障碍；顶叶受损，会引起感觉或四肢运动障碍等。因此需要通过记录神经系统产生的生物电活动并进行数字处理来判断神经系统的功能，包括躯体感觉诱发电位、视觉诱发电位、脑干听觉诱发电位、运动诱发电位、肌电图、神经传导速度测定等。诱发电位是从电生理方面间接反映神经系统功能的技术，从而实现定位诊断。此外，功能磁共振成像（fMRI）对功能区肿瘤的手术有重要的指导意义。

76. 脊髓肿瘤患者需要做哪些检查？

（1）脊柱 X 线平片：常规检查为前后位和侧位，可显示椎体及其附件的形态和结构，如想观察椎弓和两侧椎间孔可摄两侧斜位片。常见的椎管内肿瘤 X 线表现为局部椎管扩大和骨质破坏、椎间孔扩大、椎旁软组织影、病理性钙化。

（2）脊柱 CT：对椎体骨质观察优于 MRI。同时可以显示 X 线不能发现的椎体及附件的早期骨质疏松、增生硬化、破坏，关节脱位、退变、先天发育改变以及椎间盘改变。

（3）脊髓 MRI：能够直接观察脊髓、蛛网膜下隙、脊椎椎体、椎间盘等结构。还可以多方向扫描，充分显示出脊柱的正常解剖、病变及其与周围组织的关系，是椎管肿瘤最常用的检查方法。

（4）脊髓血管造影：将导管选择性的依次插入肋间动脉及腰动脉以显示脊髓动脉的造影方法，是直接显示脊髓血管疾病，了解脊髓肿瘤血供情况及其与重要血管关系的主要检查技术。

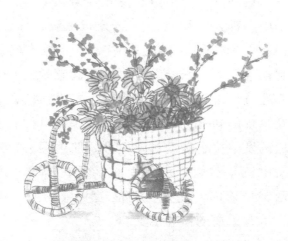

三、治疗篇

（一）治疗原则

77. 脑瘤该怎么治疗？

脑瘤的种类很多，有良性的，有恶性的，其中恶性脑瘤又有低度恶性（低级别）和高度恶性（高级别）之分。不同性质的脑瘤有不同的治疗原则和治疗方法。此外，脑瘤的治疗和脑瘤的部位，患者的性别、年龄有关，如同样是没有症状的良性脑膜瘤，60岁以上的女性患者可能不需要任何治疗，但年轻的男性患者则需要及早手术治疗，因为肿瘤越小，累及的神经血管越少，治愈的机会越大，术后出现并发症的机会也越少。

到目前为止，没有一种治疗方法适合所有的脑瘤。如果有，那只能是不法分子的虚假宣传。所以，一旦得了脑瘤一定要到正规的医疗单位就医，认真听取专家的意见，结合自身情况进行合理治疗。

78. 害怕手术，不手术行吗？

很多疾病必须手术治疗，这就是为什么医院里有外科。脑瘤也不例外，绝大多数脑瘤需要手术治疗或以手术为主的综合治疗，因为大多数脑瘤对放、化疗或其他药物都不是很敏感，治疗有效率很低，即使是对放、化疗敏感的淋巴瘤、生殖细胞瘤也必须通过手术明确诊断。手术的目的有切除肿瘤，对良性肿瘤有可能治愈；对恶性肿瘤能最大程度减少身体里的肿瘤负荷，降低脑压，缓解症状，同时还能做药物敏感试验和分子病理学检查，指导化疗或靶向治疗。

目前，还没有证据表明中医能治愈脑瘤，中药也不是真正意义上的抗肿瘤药物。和其他药物一样，中药也很难通过血脑屏障发挥杀灭脑瘤作用。但中药能够提高机体免疫力，增强机体抵抗肿瘤的能力，起到重要的辅助作用。

79. 脑胶质瘤的治疗原则是什么?

低度恶性胶质瘤以手术治疗为主。40岁以下的患者，肿瘤全切除后可以不做放、化疗，定期复查；没有全切除的还需要辅助放、化疗。高度恶性胶质瘤需要以手术为主的综合治疗，即手术后必须行放疗，放疗同时可以同步化疗，放疗结束后还应接受4~6个疗程化疗。药敏试验和分子病理指导下的个体化化疗及靶向治疗是胶质瘤治疗发展方向。

80. 脑干胶质瘤的治疗原则是什么?

脑干胶质瘤多发于儿童，多为低级别星形细胞瘤，在脑干内弥漫性生长，手术无法切除。由于脑干是生命中枢，手术风险极大，且缺乏其他治疗手段，因此治疗效果不佳。脑干胶质瘤级别较低，生长缓慢，少数患儿生存期较长。无论是手术还是放疗风险均很大，患者可死于治疗的并发症。

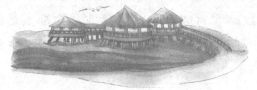

81. 脑胶质瘤病的治疗原则是什么？

脑胶质瘤通常为单发，而当颅内多个部位同时出现脑胶质瘤时则称做脑胶质瘤病。其治疗原则是在保留神经功能的前提下，最大限度地手术切除肿瘤，术后辅以放、化疗，可以延长大约半年的生存期，并改善生存质量。

82. 脑膜瘤的治疗原则是什么？

脑膜瘤是最常见的颅内良性肿瘤，如果手术能彻底切除，肿瘤就能治愈，因此，手术切除脑膜瘤是最有效的治疗手段。随着显微外科技术的发展，脑膜瘤手术效果不断提高，使大多数患者得以治愈，但并不能排除复发的可能性。对于不能全切的脑膜瘤和恶性脑膜瘤，手术后需放射治疗。以下脑膜瘤情况不需治疗：无症状、直径<3 厘米的脑膜瘤，60 岁以上女性、MRI T2 加权像上呈等或低信号。

83. 垂体瘤的治疗原则是什么？

垂体瘤的治疗原则是：泌乳素腺瘤可以选择口服溴隐亭治疗，多数效果良好，仅当肿瘤对溴隐亭耐药、患者不能耐受药物副作用或不愿长期服药者才考虑手术治疗。其他类型垂体瘤都首选外科手术治疗。手术方法以经蝶入路微创手术为主，可以显微手术或内镜手术；肿瘤以颅内生长为主或向鞍旁和前颅底生长者需要开颅手术。复发垂体瘤可以再次手术，患者不能耐受手术或不愿手术者可以选择放疗或伽马刀治疗。

84. 神经鞘瘤的治疗原则是什么？

外科手术治疗为首选治疗。手术治疗的目标应该是肿瘤全切除，同时达到保留神经功能的目的。如果肿瘤直径小于 3 厘米、患者体质较差不能耐受手术或是害怕损伤神经功能不愿手术者可以考虑伽马刀治疗。

85. 颅咽管瘤的治疗原则是什么？

颅咽管瘤的治疗原则：手术切除是主要的治疗方法。可选择全切除，或选择性次全切除，术后行放疗。颅咽管瘤虽为良性肿瘤，但具有某些恶性肿瘤特征，如不容易切除干净、手术并发症多、术后容易复发等。多数患者虽然能长期生存，但内分泌功能障碍明显。

86. 畸胎瘤的治疗原则是什么？

畸胎瘤多为良性，首选手术切除，不能全切除者放、化疗也能长期控制。少数畸胎瘤为恶性，恶性畸胎瘤预后极差，术后需要放化疗，但常在短时间内复发。

87. 血管网织细胞瘤的治疗原则是什么？

手术切除。单发的病变完全切除后可以治愈，部分切除的可在几年内复发，可以再次手术切除。

88. 脊索瘤的治疗原则是什么?

由于脊索瘤对放射线不敏感，因此以最大限度安全切除肿瘤为主的综合治疗仍然是其最佳方案。广泛性切除辅助质子束放疗有一定效果，复发率高，晚期可以转移到肺、肝和骨。

89. 颈静脉球瘤的治疗原则是什么?

颈静脉球瘤患者**预后**较好。大多数患者首选手术切除，这是唯一真正治愈肿瘤的方法，但大型肿瘤手术容易造成严重脑神经麻痹。放疗对颈静脉球瘤的效果存在争议。立体定向放射治疗（如伽马刀、适形放疗等）对肿瘤有中、短期控制效果，但远期效果有待大样本及长期**随访**结果。儿茶酚胺分泌活跃的肿瘤，药物治疗有助于缓解症状，或者作为栓塞或手术前的辅助治疗。

90. 脉络膜乳头状瘤的治疗原则是什么?

脉络膜乳头状瘤的治疗原则是手术切除。手术全切除可长期生存，较少复发。

91. 中枢神经细胞瘤的治疗原则是什么?

手术是中枢神经细胞瘤的首选治疗。全切除后可长期生存，肿瘤复发率低；部分切除加放疗也可达到长期生存。

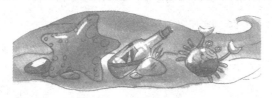

92. 神经节细胞瘤的治疗原则是什么？

神经节细胞瘤为良性，生长缓慢，手术全切除可治愈，复发率低。复发后再次手术切除，**预后**仍较好。

93. 颅内软骨瘤的治疗原则是什么？

手术全切除是颅内软骨瘤的首选治疗方法。软骨瘤对放疗不敏感，无任何疗效。

94. 颅内软骨肉瘤的治疗原则是什么？

颅内软骨肉瘤最理想的治疗是一次性手术切除肿瘤病灶。再次手术有肿瘤进展、瘢痕形成和肿瘤细胞继发性扩散危险。放疗适用于重要神经血管结构附近残留肿瘤。

95. 胚胎发育不良性神经胶质瘤的治疗原则是什么？

胚胎发育不良性神经上皮肿瘤又称 DNET，多发于 20 岁以下青少年，男女比例相当，属于良性疾病，**预后**好。手术切除为首选治疗，通常手术可达治愈。对残存肿瘤可以实行放疗。

96. 蛛网膜囊肿的治疗原则是什么？

对于无症状的蛛网膜囊肿，无论大小和位置，绝大多数专家认为可以不做手术。出现临床症状的囊肿内科治疗无效者可以考虑手术治疗。手术原则是尽可能切除囊壁和使囊肿与蛛网膜下隙相通。**预后**良好。

97. 胶样囊肿的治疗原则是什么？

放疗不能控制胶样囊肿增大，因此宜手术治疗。显微手术切除为首选。立体定向穿刺抽液术，囊肿复发率较高。属于良性病变，**预后**较好，但因其极易复发，需定期**随访**。

98. 皮样囊肿的治疗原则是什么？

皮样囊肿首选手术切除。有皮肤窦道者，应一并切除。肿瘤生长缓慢，术后症状可长期缓解，**预后**良好，需定期**随访**。

99. 表皮样囊肿的治疗原则是什么？

表皮样囊肿以手术切除为首选，要争取全切除包括囊肿壁在内的全部肿瘤。术后症状可长期缓解，复发率较低，无需术后放疗，**预后**良好，需定期**随访**。

100. 髓母细胞瘤的治疗原则是什么？

手术切除髓母细胞瘤，术后放疗、化疗，放疗应包括术野、全脑和脊髓。髓母细胞瘤恶性程度较高，但对放疗敏感。多数患儿生存期在 5~10 年，**预后**差。

101. 颅内生殖细胞瘤的治疗原则是什么？

手术的作用主要是：**活检**确诊和脑室-腹腔分流。确诊后主要治疗手段为以铂类为基础的化疗，待肿瘤消失后在原肿瘤部位施以局部小剂量放疗。松果体区生殖细胞瘤多伴有梗阻性脑积水，应先行 V-P 分流术缓解增高的颅内压，然后行化、放疗。其他部位生殖细胞瘤可直接行化疗后放疗。

102. 颅内血管外皮细胞瘤的治疗原则是什么？

颅内血管外皮细胞瘤应根治性切除加术后放疗，但治疗效果往往不佳，容易复发。

103. 中枢神经系统淋巴瘤的治疗原则是什么？

手术的主要作用是肿瘤**活检**，立体定向**活检**适合于脑深部肿瘤。确诊后的标准治疗是化疗，可选择全脑放疗。放疗剂量通常低于其他原发性脑瘤。

104. 脑转移瘤的治疗原则是什么？

脑转移瘤的治疗是综合性治疗，包括手术、放疗、化疗等。下列情况可以考虑手术：①单发病变：原发病控制良好，转移瘤较大，占位效应明显，伴有颅内压增高，已构成威胁患者生命；已知原发性肿瘤对放疗不敏感或放疗后复发者；诊断不明者；②多发病变：尽管是多发转移灶，但比较集中，转移部位允许手术，患者一般情况较好者；诊断不明，如原发病灶不明确者。术后一般建议行全脑放疗。如果患者不接受手术治疗，化疗可作为辅助治疗之一。

105. 癌性脑膜炎需要怎样治疗？

癌性脑膜炎的**预后**较差，未治疗患者的中位生存期仅为 4~6 周。放疗+化疗的中位生存期为 5.8 个月。大约半数患者死于进行性神经功能障碍，另一半患者死于全身性病变。癌性脑膜炎的治疗目的是改善或稳定患者的神经功能状态和延长患者的生存期。可选择的治疗方法有放疗、化疗（鞘内化疗）。

106. 颅底肿瘤的治疗原则是什么？

良性颅底肿瘤以手术切除为主，手术残留或术后复发者可以考虑伽马刀治疗；恶性颅底肿瘤的治疗是以手术为主的综合治疗；颅底沟通肿瘤常常需要多学科（如神经外科、头颈外科等）合作才能一次手术切除。

（二）手术治疗

107. 什么是脑瘤的手术治疗？

脑瘤的手术治疗，顾名思义，就是通过手术治疗脑瘤。具体说来，分很多类。按病情的急缓可分为择期手术、限期手术和急诊手术。按手术次数可分为：①一期手术，即一次完成的手术，绝大多数脑瘤手术属此类；②分期手术，指由于各种条件的限制，需间隔一定时期分次完成的手术，如巨大的颅底肿瘤。按手术目的可分为：①诊断性手术，为明确诊断而做的手术。如脑瘤**活检**；②根治性手术，一般指完全切除脑肿瘤的手术，如有可能还要切除受累的神经和血管；③姑息性手术，只能部分切除肿瘤或去骨瓣减压，缓解症状。

108. 什么是择期手术、限期手术和急诊手术？

外科手术根据疾病的危急程度分为择期手术、限期手术和急诊手术。

急诊手术是指需要在最短的时间内必须进行的紧急手术，否则会危及患者的生命，如脑出血、发生脑疝的脑瘤手术。

限期手术是指需要在一定限期内实施的手术。外科手术时间不宜过久延迟，手术前也有一定的准备时间，否则会影响其治疗效果或失去治疗的有利时机的一类手术，如各种恶性脑瘤的手术。

择期手术是指可以选择适当的时机实施的手术，手术时机的把握不致影响治疗效果，容许术前充分准备或观察，再选择最有利的时机施行手术，如良性脑瘤手术等。

109. 医生常提到"手术指征"是什么意思？

所谓手术指征，也就是手术**适应证**，是指当某种疾病符合诊疗常规所规定的标准，采用非手术治疗方式无法治愈疾病，采用手术方式将有助于疾病的治疗。任何一项应予手术的疾病都有一定的标准，如剖宫产的手术指征为孕妇不能经阴道分娩，或阴道分娩危及孕妇或胎儿安全时；鞍结节脑膜瘤的手术指征是肿瘤压迫视神经引起视力障碍、头痛或其他神经功能障碍等。

110. 哪些脑瘤患者需要手术治疗？

大部分良性肿瘤通过手术切除可以治愈；大多数恶性肿瘤通过手术可以有效缓解症状，并提供准确的病理学诊断，为之后的治疗提供依据。大多数原发、恶性脑瘤是以手术为主的综合治疗。因此，手术是绝大多数脑瘤的基本治疗手段。但因为脑是中枢器官，手术风险较大，因此对深部肿瘤或功能区肿瘤，应慎重选择手术。

111. 哪些脑瘤患者不能采用手术治疗方式？

脑瘤患者有危及生命的全身系统性疾病时如心脏病、严重的肺部感染、肝功能衰竭、血液病伴出血倾向、肾衰竭、严重消化道出血等，通常不能选择手术。因为脑瘤手术对患者伤害较大，会出现**应激反应**，可能会加重系统性疾病，甚至致死。不能手术者通常称为没有手术指征或有手术**禁忌证**。

112. 哪些脑瘤患者可以暂时不做手术治疗？

一些未引起临床症状的良性肿瘤，如脑膜瘤、神经鞘瘤、各类囊肿、生理性钙化、海绵状血管瘤等，由于生长缓慢，可以临床观察，不需马上手术，对 60 岁以上的老年患者尤其如此。

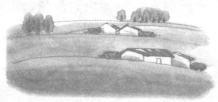

113. 脑瘤的手术就是开颅吗？开颅手术就是把头颅打开吗？

脑瘤的手术并不都是开颅手术，例如大多数垂体瘤都可以经一侧鼻孔手术切除，脑瘤**活检**可以在颅骨上钻孔完成。脑瘤的手术方式很多，如显微手术、内镜手术、立体定向手术、经鼻-蝶手术、锁孔手术等。

开颅手术也不是把头颅都打开，只是根据肿瘤的大小和部位，在离肿瘤最近或对正常脑组织损伤最小的颅骨上开一个大小合适的窗口来切除肿瘤，肿瘤切除后再把颅骨放回去。等头发长起来后就看不出任何异常。随着科学的发展，现在的脑瘤手术大多数都是在显微镜或内镜下进行，对脑组织和神经功能损伤很小，都属微创手术。所以，得了脑瘤没有必要恐惧开颅手术。

114. 什么是显微手术？

显微手术是外科治疗中的一种专门技术，其特点是在手术显微镜或放大镜辅助下，用显微手术器械进行手术操作。显微手术的主要目的是尽可能减少手术所引起的创伤，尽可能保存组织及其功能，缩短术后康复期。显微手术在神经外科的应用，即显微神经外科的发展，不但极大提高了神经外科手术的安全性，也大大拓宽了神经外科手术治疗的范围。目前，80%以上的神经外科手术都是在显微镜下完成的，而脑肿瘤都是需要进行显微手术的。显微神经外科的发展，使脑瘤患者的治愈率和生存率得到了极大提高。

115. 什么是神经外科锁孔手术？

神经外科锁孔（锁孔手术）是微创神经外科的重要组成部分，是通过锁孔入路（微骨窗开颅），采用显微外科技术或内镜技术治疗颅内病变，以最小的手术创伤获得最好的治疗效果。绝大多数锁孔神经外科手术开颅范围在 3 厘米×3 厘米左右（微骨窗），开颅创伤非常小。但锁孔手术强调的绝对不是开颅骨窗的大小，而是对每一个病变进行个体化设计，选择到达肿瘤的、副损伤最小的手术通道，从而达到安全切除肿瘤的目的。锁孔手术骨窗的大小是取决于肿瘤的大小和位置，但通常 2~3 厘米直径的骨窗即能满足有效手术的要求。从某种意义上说，锁孔手术并不是一种技术，而是一种微创手术理念或称微创手术思想。

116. 什么是立体定向手术？

立体定向神经外科指利用影像学定位（CT、MRI 或 DSA）和立体定向仪引导，将穿刺针、微电极等显微器械置入脑内特定靶点，通过记录电生理、留取组织标本、产生毁损灶、去除病变等方法，诊断和治疗中枢神经系统的各种病症。手术具有微创、安全、可靠等特点；尤其对于不适合开颅手术的脑深部小病灶、多发病灶和位于重要功能区的病灶，以及高龄患者、体质虚弱不能耐受开颅手术的患者，立体定向手术具有其他技术不可替代的优点。部分脑瘤患者，通过立体定向神经外科手术进行**活检**明确诊断后，从而避免了开颅手术。

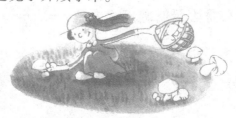

117. 什么是内镜手术?

内镜神经外科手术,是指通过内镜辅助或完全在内镜下完成神经外科手术。①内镜神经外科,是指所有手术操作完全通过内镜完成的,需要使用专门的内镜器械通过内镜管腔完成手术操作。常用于脑积水、颅内囊性病变和脑室系统病变;②内镜辅助显微神经外科,是在显微神经外科手术中,用内镜完成术中难以发现的死角部位操作,显微镜直视术野以外的区域进行观察,不但能增加手术野的暴露,避免遗漏病灶,同时也减轻对脑组织的牵拉,减低手术后并发症和手术后反应。用于动脉瘤夹闭术、三叉神经减压术以及桥小脑角区胆脂瘤切除术等;③内镜控制显微神经外科,是在内镜影像的导引下,借用内镜的光源及监视系统,使用常规显微神经外科手术器械完成显微神经外科手术。应用于垂体腺瘤、部分颅底肿瘤等;④内镜观察,是指在神经外科操作中利用内镜进行辅助观察,不进行其他操作。主要用于颅内动脉瘤结构、桥小脑角区或其他颅底肿瘤的观察。

118. 什么是经鼻蝶入路手术?

经蝶入路指经鼻孔操作,通过打开蝶窦进行颅底肿瘤切除的手术。其创伤小,手术时间短。主要适用于位于鞍内,向蝶窦发展,未向蝶鞍两侧发展的垂体腺瘤。

119. 什么是去骨瓣减压术?

去骨瓣减压术是指去除一部分颅骨,使颅骨开窗,当颅内压力较高时,可通过骨窗向外释放压力。对颅内压增高,特别是有脑疝风险的患者可以实施此类手术。一些恶性程度较高的肿瘤或可能引起严重**脑水肿**的肿瘤，手术后可能将局部骨瓣丢弃，造成颅骨开窗，是一种预防性的去骨瓣减压。

120. 什么是神经介入手术？

神经介入手术治疗是在医学影像设备的引导下，将特制的导管、导丝等精密器械引入血管内，对体内神经系统血管性疾病进行诊断和局部治疗。介入治疗应用数字技术，扩大了医生的视野，借助导管，导丝延长了医生的双手，它的切口（穿刺点）仅有米粒大小，不用切开人体组织，就可治疗许多过去无法治疗，必须手术治疗或内科治疗疗效欠佳的疾病，如肿瘤、血管瘤、各种出血等。介入治疗具有不开刀，创伤小，恢复快，效果好的特点。

121. 开颅手术危险吗？

由于大脑是人体的中枢，是司令部所在，因此任何损伤都可能造成致命的伤害，所以开颅手术风险很大，开颅手术死亡率通常在 1%～3%，且有致长期昏迷、偏瘫、失语等严重并发症的风险。

122. 经鼻蝶手术危险吗？

经鼻蝶手术虽然创伤较小，但其风险却一点都不小。由于手术视野受鼻孔所限，因此对一些重要器官如双侧颈内动脉、双侧视神经、视交叉等显露不佳，一旦损伤这些器官也有致残、致死的风险。且经鼻蝶手术会打开颅底，术后可能有脑脊液漏的风险。

123. 神经介入手术有危险吗？

神经介入手术也有一定的危险性，如造影剂过敏，介入用的导管、导丝折断脱落，血管壁损伤，术后血栓形成等。

124. 治疗脑动脉瘤是做介入好还是开颅好？

介入或开颅手术各有优势，对脑动脉瘤不能一概而论，要根据肿瘤的部位、形态、肿瘤周围结构及患者的全身情况综合考虑。通常需要做 CT、MRI 甚至是血管造影检查后全面评价。

125. 治疗鞍区肿瘤是经鼻蝶手术还是开颅手术？

由于经鼻蝶手术损伤小，术后恢复快，因此对于主体位于鞍内或向下生长的肿瘤，应尽量选择经鼻蝶手术。对于蝶窦气化不良、慢性鼻蝶炎、肿瘤向鞍上区生长，经鼻蝶手术难度和风险较大，最好还是选择开颅手术。

126. 术后出血患者需要二次开颅吗？

术后出血并不一定要二次开颅，要根据出血部位、出血量、患者意识状态等综合评判。如幕上出血超过 40 毫升，幕下出血超过 10 毫升，脑中线结构移位超过 1 厘米，出血后患者昏迷或意识进行性下降的，有脑疝风险，或出血原因不明，止血效果不好，出血进行性加重的，应及早手术。若患者神志清楚，没有头痛、恶心、呕吐等颅内压增高症状可以选择保守观察，但要注意密切观察，及时复查 CT。

127. 手术能切净脑瘤吗？

手术通常在肉眼或显微镜下切除肿瘤，对多数边界清楚、有包膜肿瘤可达到全切除，但有些肿瘤侵及一些重要器官，强行切除会造成致残或致死等风险时，可能只能做到部分切除。而对恶性肿瘤，由于肿瘤呈浸润性生长，肿瘤与脑组织并无明显边界，也无法做到真正意义上的全切除，只能做到肉眼下全切除。肉眼全切除意味着可能有肿瘤细胞在远离手术部位的残留。

128. 脑干肿瘤能手术吗？

由于脑干是脑向全身发号施令的通路，神经血管密集且包含呼吸、心跳等生命中枢，过去一直认为是手术禁区。脑干肿瘤分内生弥漫型、内生局限型和外生型三种类型。内生弥漫型最常见的是儿童脑干胶质瘤，无法切除；内生局限型如海绵状血管瘤和外生型脑干肿瘤，是可以切除的。

129. 手术治疗脑胶质瘤患者能治愈吗？

手术是治疗脑胶质瘤的首选治疗方案，也是治疗中的最重要的环节，但不是唯一手段。脑胶质瘤按恶性程度分为 4 级，部分1 级胶质瘤患者通过手术切除可以治愈。对高级别胶质瘤来讲，手术目的是在安全范围内尽可能切除肿瘤，达到明确病理学诊断的目的，在手术切除后还需结合病理学检查结果进行放疗和化疗。

130. 脑转移瘤患者需要手术吗？

脑转移瘤患者中能够接受手术的通常比不接受手术的生存期长，但是其手术指征也相对严格，通常能够手术的患者需满足以下条件：一般情况较好，能耐受全身麻醉手术；转移瘤引起颅内压增高症状明显，但位置集中且涉及解剖部位少，通常转移灶不超过 3 个；转移灶部位表浅，不涉及脑干、背侧丘脑、基底核区等重要结构；原发病灶能够有效控制，无全身播散。

如果患者符合上述手术指征，还是应该积极接受手术治疗。

131. 窦旁脑膜瘤手术有什么特殊吗？

窦旁脑膜瘤是指侵犯了脑内静脉窦的脑膜瘤。脑的各个静脉窦是回流脑静脉血的通路，一旦受破坏阻塞，相当于下水道堵塞，致上游受淹，产生致命伤害，因此窦旁脑膜瘤手术相对复杂。由于窦旁血供丰富，切除不完全会导致肿瘤较短时间内复发。所以窦旁脑膜瘤最好的治疗应尽可能全切肿瘤，并在切除后恰当地重建静脉窦。

132. 脑淋巴瘤的手术和其他脑瘤手术有什么不同吗？

脑淋巴瘤是全身淋巴瘤的一种特殊表现，属于全身疾病，因此治疗的方法有所不同，以放、化疗为主。脑淋巴瘤的手术目的是在保证安全情况下，以最小的创伤得到足够的病理组织用以病理分型，指导下一步治疗。在水肿较重的患者中，也可以适当多切除肿瘤和水肿带达到内减压的目的，防止术后脑水肿所致脑疝的危险。

133. 儿童脑瘤手术应注意哪些问题？

脑瘤是儿童发病率最高的实体肿瘤，因此儿童脑瘤手术较为普遍。由于患儿哭闹较成人难以配合医生治疗，需要家长做好患儿工作，诱导患儿配合治疗。医疗方面，应密切配合，特别是麻醉师及手术室应准备特殊的适合儿童的手术、麻醉器械，用药剂量也应按公斤体重严格计算。通过各方密切配合，儿童脑瘤的手术才能有满意的效果。

134. 怀疑颅内生殖细胞瘤，需要手术吗？

颅内生殖细胞瘤对放疗非常敏感，放疗可以获得很好的效果。如果怀疑颅内生殖细胞瘤，患者一般状态较好，还是应该进行活检手术，明确病理分型，进而对下一步治疗作指导。但对于脑积水严重、昏迷、一般状况差、部位较深、血供丰富等手术难度和风险较大的患者，也可以尝试诊断性放化疗。

135. 脑桥小脑角区肿瘤的手术为什么很复杂？

脑桥小脑角区在临床上被称为 CPA 区，该区密集有前庭蜗神经、面神经、三叉神经、舌咽神经、迷走神经、副神经、舌下神经、小脑前下动脉、小脑后下动脉、岩静脉、乙状窦等重要的神经和血管，且邻近脑干，被小脑半球遮盖。因此手术难度较大，术后并发症的发生率也较高。

由于该区肿瘤多为良性肿瘤，手术切除能治愈。因此虽然手术有风险，但仍是首选治疗手段。

136. 治疗颅底肿瘤为什么难度大？

颅底介于颅腔、眼、耳、鼻、喉和口腔之间有重要的神经血管穿行其间。颅底肿瘤位置深，手术显露困难，同时常常累及重要的神经和血管，非常危险。颅底肿瘤，尤其是颅底沟通肿瘤的手术涉及多个学科，如神经外科、眼耳鼻咽喉头颈外科，需要多学科协作配合完成手术，所以手术困难。

137. 脑瘤患者术前需做哪些准备？

手术前需完成各种检查，确保没有手术**禁忌证**。术前一天需抽血，做血液配型检查，为术中输血做准备。皮肤准备：开颅患者通常需剃光头；经鼻蝶手术的患者，应进行鼻腔清洁，修剪鼻毛；介入手术的患者，应行腹股沟**备皮**，刮除阴毛，并做碘剂过敏试验。术前一日晚 12 时后禁食、水，保持胃部为排空状态，防止手术时食物反流**误吸**。部分患者需要进行抗生素的皮肤敏感试验。

患者需要进行自我心理调整，放松心情，保证当晚的良好睡眠。部分患者情绪紧张难以入睡，可考虑给予镇静药物辅助睡眠。

138. 手术前患者为什么要做全面检查？

外科手术是一项有创伤性诊疗手段，并伴有不同程度的风险。因此，在手术前进行全面检查是了解患者身体状况、疾病情况、手术耐受能力和可能出现的风险的重要步骤。手术前常规检查主要包括：血液常规及血型，尿常规，便常规，心电图，胸部正、侧位 X 线片，超声检查，肝肾脏功能，血电解质，**生化全套**，血糖，出、**凝血功能**，乙肝（**乙肝两对半**）、丙肝、艾滋病、梅毒等相关病原学检查。

139. 月经期患者能接受手术吗？

除非是急诊手术，月经期患者不宜实施择期或限期手术。因为月经期患者脱落的子宫内膜含有较多纤溶酶原激活物，导致血液中纤维蛋白溶解系统活动增强，容易导致出血量增多，增加了手术危险性。此外，月经期患者抵抗力减低，增加了感染的风险。

140. 术前患者为什么需要禁食、禁水？

所谓禁食、禁水，是指禁止吃食物和饮水。一般手术前都要求患者禁食、禁水，主要目的是排空胃内容物，避免术中、术后发生呕吐造成**误吸**。因为手术操作时刺激腹膜或内脏，有些麻醉药物也可刺激消化系统，造成患者呕吐。而麻醉后，呼吸道保护性反应已减弱，故呕吐物可**误吸**入呼吸道引起阻塞或吸入性肺炎。

正常人胃内物质排空需要 4~6 小时，当情绪激动、恐惧、焦虑或疼痛不适时，可导致排空速度减慢，因此成人一般在手术前 8~12 小时开始禁食，以保证胃的彻底排空。有些患者偷偷地瞒着医生和护士进食、水，这是非常危险的，极易造成手术中**误吸**，甚至导致窒息死亡的严重后果。如果术前禁食、禁水时间不够或又吃了东西，则需推迟手术时间，甚至取消手术。

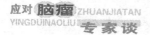
141. 手术前一日为什么要为患者做手术区域皮肤准备？

皮肤是机体的天然防御线，手术会破坏此防御线而增加感染的机率。手术前进行皮肤准备的目的就是预防手术后切口感染。皮肤准备通常在手术前一天进行，皮肤准备的内容包括除去患者手术区域的毛发、污垢及微生物。手术区皮肤准备的范围一般应包括以切口为中心，半径在20厘米以上的范围。此外，手术前一日患者还应修剪指甲、剃须、洗头、洗澡。

142. 手术前为什么需要患者做好心理准备？

手术前有些患者会产生焦虑、紧张、恐惧、不安及抑郁等不良情绪，可影响睡眠、食欲等，导致患者健康状况下降、免疫功能减退，致使机体对病毒、病菌等的抵抗力降低，还可导致患者心率加快、血压升高等，将会增加手术的风险及术后发生并发症的机会。因此，积极的情绪和良好的心理准备是保证手术顺利进行的首要条件。

143. 为什么手术前需要患者进行呼吸道准备？

手术后患者因为伤口疼痛而不敢深呼吸、咳嗽和排痰，导致呼吸道分泌物在呼吸道内积聚，降低了肺的通气量，加重呼吸道阻塞，造成肺不张，呼吸道易感染致肺炎，因此需在手术前进行呼吸道准备。

吸烟的患者应该在手术前1~2周停止吸烟，以减少上呼吸道分泌物。

练习正确咳痰的方法：腹式呼吸（用鼻深吸气，尽力鼓起腹部，屏气 1~2 秒后，嘴唇微缩成吹蜡烛状缓慢呼气，呼气时腹部自然回缩）数次→深吸气→憋住气→放开声门，收缩腹肌使气体快速冲出将痰咳出。

有呼吸道炎症者，术前应用抗生素、雾化吸入等治疗，待感染控制后才可以接受手术。

144. 术前需要履行哪些知情同意手续？什么人有资格签署手术知情同意书？

患者知情同意是患者对病情、诊断和治疗（例如手术）方案、治疗的益处及可能带来的风险、费用开支、临床试验等真实情况有了解与被告知的权利，患者在知情的情况下有选择接受与拒绝的权利。按卫生部要求应由患者本人签署知情同意书。当患者不具备完全民事行为能力时，才会由其法定代理人签字。患者因病无法签字时，也可以由其授权的人员签字。患者的知情同意选择权是每一个患者都具有的权利，知情同意书可以作为医疗机构履行说明告知义务的证据，也是患者及家属行使知情权的证据。让患者及其亲属能客观认识诊疗目的、效果、可能产生的并发症及意外等情况，充分享有知情权。

在患者接受诊治的过程中，需要患者履行的知情同意手续包括以下几个方面：

（1）术前、术中知情手续：所有手术前主管医生会与患者进行术前谈话，并签署手术知情同意书，内容包括术前诊断、手术指征、手术方式、可选择的诊疗方法及优缺点、术中和术后的危险性、可能的并发症及防范措施。术中置入身体的内置物（如吻合器、固定器等），术前谈话中会记明选择的类型。术中病情变化或手术方式改变需及时告知患者家属并由被委托人书面在告知单上签名。手术的不确定因素较多，手术引起患者新的疾病甚至死亡的风险与疾病的治疗效果相伴相随。有时候手术可能达不到根治疾病的目的，达不到患者希望的理想状态，甚至使患者失去生命。手术风险具有不确定性、不可预测性等特征。

（2）如果在治疗中进行临床试验、药品试验、医疗器械试验及其他特殊检查、特殊治疗，主管医生将在治疗前向患者及家属告知相关情况，征求意见，由患者及家属签署同意检查、治疗的知情同意书。

（3）创伤性诊疗知情手续：对患者进行任何创伤性诊疗均需进行谈话告知并签署同意书。内容包括当前的主要病情、采取创伤性诊疗活动的目的及必要性、医疗风险、其他可选择的诊疗方法及优缺点、可能的并发症、注意事项及防范措施。

（4）麻醉知情制度：在进行麻醉操作前，麻醉医生会告知患者相关情况并由患者或被委托人签署同意书。告知内容包括术前诊断、麻醉名称及方式、麻醉风险、防范措施。

（5）输血知情制度：输血前主管医生会向患者告知相关情况并由患者或被委托人签署同意书。告知内容包括输血的目的、必要性、种类、数量、可能发生的风险、并发症及防范措施。

145. 手术前医生找患者谈话，患者及家属需要了解哪些内容？

手术前患者和家属最重要的是解除思想顾虑，做好心理和生理各个方面的准备。患者及家属可以向主管医生或主刀医生咨询手术目的、麻醉方式、手术方式以及术中、术后可能出现的各种风险或不适等情况。同时配合医务人员的指导作好术前准备，术前因其他疾病服食药物的应向医生说明，以明确是否需要停药。

146. 为什么要签署知情同意书？

签署知情同意书是国家法律法规的要求，国务院颁布实施的《医疗机构管理条例》第33条规定："医疗机构施行手术、特殊检查或者特殊治疗时，必须征得患者同意，并应当取得其家属或者本人同意并签字；无法取得患者意见时，应当取得家属或者关系人同意并签字。"《执业医师法》第26条规定："医生进行实验性临床医疗，应当经医院批准并征得患者本人或者其家属同意"。

人的生命健康权是受法律严格保护的，个人身体所蕴含的生命和健康，只有自己有处置权，其他任何人无权处置。手术这种有风险性的医疗行为包含着对患者身体即健康权、生命权的处置。医生有手术技能，但又无权擅自处置患者身体，患者出于治疗疾病的目的，须授权医生为自己实施手术。在手术知情同意书的签名正是患者对其身体支配权的外部表现形式。

147. 手术知情同意书中写了那么多并发症，是否都会发生？

并发症是指患者发生了现代医学科学技术能够预见但却不能避免和防范的不良后果，一般分为两种情况：一种是指一种疾病在发展过程中引起另一种疾病或症状，如消化道肿瘤可能有引发肠梗阻、肠穿孔或大出血等并发症。另一种是指在临床诊疗和护理过程中，患者因治疗一种疾病而合并发生了与诊疗这种疾病有关的另一种或几种疾病或症状。外科手术并发症是影响手术效果极为重要的因素，常常是损害患者健康甚至导致死亡的重要原因。手术知情同意书中写的并发症均是基于手术对组织器官损坏可能带来的病症，术中、术后是否发生并发症受多种因素影响，每位患者的自身状况、疾病情况、医疗单位及医生的技术水平等许多因素都是影响并发症的因素。并发症的发生机率也受多种因素影响，如高龄患者手术并发症发生机率就大于年轻患者。并不是手术知情同意书中写的并发症都会发生，医护人员也在尽力减少并发症的发生。

148. 手术日需要患者做什么准备？

手术日不要化妆，要去除患者的唇膏、指甲油，便于手术中观察患者末梢血液循环情况；要取下活动性假牙，因为假牙可能会脱落而阻塞呼吸道；取下发卡、假发、金属物品、饰物等，因为金属会导电，饰物会伤及患者；将随身携带的所有贵重物品，如首饰、钱、手表，交由家属保管；如为助听器、隐形眼镜，可暂时戴着，便于与手术室工作人员谈话、沟通，可于手术前一刻取下。患者贴身穿着干净的病服；依照要求禁食、禁水；术前要排空膀胱，其目的是为了避免麻醉后手术台上排尿、避免手术过程中误伤膨胀的膀胱、避免患者手术后因受麻醉影响或麻醉未清醒而发生排尿困难。

149. 手术当天患者家属应该做点什么？

手术当天患者的直系亲属应该在患者进入手术室前到达病房陪伴患者，这对患者是一个安慰。在手术进行过程中，家属需在手术等候区耐心等待，不要离开，因为在手术中如果发现一些特殊情况，医生需要及时找家属商谈，并请家属做出决定。手术结束后，患者回到病房，在向手术医生和麻醉医生了解病情后，家属就可以按照医院要求留人陪护或由院方监护。

150. 患者进入手术室后医务人员为什么要反复核对患者信息？

为加强对医疗机构的管理，指导并规范医疗机构手术安全核查工作，保障医疗质量和医疗安全，卫生部制订了《手术安全核查制度》，该制度规范要求手术前进行核查工作。核查内容主要包括以下三方面：

（1）患者身份核对：医务人员通过核对姓名、科室、床号、病案号、腕带信息等确定患者的身份。对于可能服用镇静剂、听力障碍、身份无法确认的昏迷手术患者，可以通过核对其腕带上的姓名、病案号进行身份确认。

（2）手术部位核对：涉及双侧、多重结构（手指、脚趾、病灶部位）、多平面部位（脊柱）的手术时，在患者接入手术室前，医生将对手术侧或部位进行做手术标识。巡回护士接患者入手术间前，需进行手术部位标识的核对。

（3）一般情况的核对：如禁食、禁水情况，有无假牙、过敏史、既往病史情况，既往手术史等。

手术安全核查工作要由具有执业资质的手术医生、麻醉医生和手术室护士三方，分别在麻醉实施前、手术开始前和患者离开手术室前，共同对患者身份和手术部位等内容进行核查的工作。其宗旨就是要保证患者的医疗安全，希望患者予以理解和配合。

151. 患者手术流程包括哪些？

接患者入手术室时核对患者信息→在手术等候区等候，再次核对患者信息后进入手术间→进行输液、导尿等手术前准备→麻醉→实施手术→手术结束后如有需要进入麻醉恢复室或重症监护病房进行严密观察和监测，直至患者清醒、**生命体征恢复稳定**→安全返回病房。

152. 手术室内的温度、湿度有要求吗？

这是因为手术室温度、湿度可导致患者体温的变化，还可能涉及手术室内各种高科技精密仪器、设备是否能够正常运转，甚至关系到某些手术的成败。手术室的温度和湿度也会对空气中细菌的含量产生影响，对手术后感染发生率也可能产生影响。因此，对手术室内的温度和湿度有严格的要求。手术室的温度应始终保持在 23~25℃，相对湿度保持在 40%~60%。

患者进入手术室后，由于手术间温度相对较低，消毒及手术过程中暴露术野会使患者大量热量散失，因此，在术前和术后患者常会感觉有些冷。患者在手术室期间，医护人员会在手术室规定允许的范围内给予患者适当的保温措施，如手术前加盖棉被、手术中应用温毯机进行保温、对输液及冲洗液进行加温后再给患者输注、手术后盖棉被等保温措施，尽可能保持患者体温在正常范围之内。

153. 手术小组主要有哪些人员参加？

一般一台手术由主刀医生、2~3名助手、麻醉医生、器械护士及巡回护士共同完成，如手术中需要射频消融、术中放疗等特殊治疗，还需要其相关医生及技术人员参与。

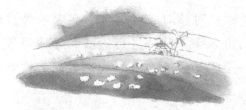

154. 什么样的患者需要到重症监护室监护?

重症监护病房又称为ICU,是英文intensive care unit的缩写,原意为加强护理单位。重症监护病房是利用各种各样的现代化设备及先进的治疗手段,如呼吸机、监护仪、输液泵、起搏器、冰毯、胃肠道外营养等治疗手段,对各种各样的危重患者,进行非常密切的观察并用特殊的生命支持手段,以提高这些患者存活机会的一个特殊治疗护理病区。

ICU收治对象:原则上为各种危重的急性或慢性的可逆性疾病。主要包括:①各种复杂大手术后患者,尤其术前有合并症(如心脏疾病、糖尿病、高血压等)或术中**生命体征**不稳定者(如循环呼吸不稳定、大出血以及手术创伤比较大可能出现并发症的患者);②心、肺功能衰竭的患者;③各种类型的休克;④有严重心律失常的患者;⑤严重感染、败血症、感染性休克等**生命体征**不稳定的患者;⑥器官移植术后;⑦各类急性脑功能障碍危重期的患者;⑧严重营养及水、电解质及代谢严重失衡者的患者;⑨各种原因心搏呼吸骤停,心肺复苏后需进一步生命支持;⑩其他危重症需ICU监测和治疗的患者等。

155. 手术中是否需要输血? 输家属的血是否更安全?

输血是一种治疗手段,术中输血是指出血量达到了输血指征,给予适量的血液补充。如果术中出血不少但尚未达到输血指征,考虑术后恢复的问题,也可以给予适量输血。所以术中是否输血应依照病情。通常情况下,失血量在自体血容量10%以下可不必输血;血容量减少在20%以下,也不必输血,可补充适量的晶体溶液或胶体溶液；当失血量占血容量 20%～50% 时，在补充适量晶体溶液或胶体溶液的同时，可输红细胞比容为 70% 的浓缩红细胞，使患者体内红细胞比容达到 35%；当血容量减少在 50% 以上时，除输浓缩红细胞、晶体溶液或胶体溶液外，还可适量输白蛋白、血浆或新鲜全血，必要时可输用浓缩血小板。

直系亲属不能相互输血是一个医学常识，只是很多人都被电视剧里演绎的亲属输血剧情误导。《献血法》中明确规定，为保障公民临床急救用血的需要，国家提倡并指导择期手术的患者自身储备血，动员家庭、亲友所在单位及社会互助献血。对于亲友互助献血，人们会有一个误区，就是献血之后，血直接给直系亲属用。事实上，亲朋好友参加互助献血之后，血站会规避直系亲属间相互用血。因为有时亲属间（如父母与子女）输血后并发移植物抗宿主病的危险比非亲属间输血的危险要大得多。再者，很多人觉得自己的亲人平时身体看上去很健康，这并不能真正代表亲人身体真的健康，有一些病症有很大的潜伏性，仅凭肉眼根本无法判别。因此，患者输血治疗应避免使用亲属供者的血液，亲属献血后可由血液中心调剂使用。

156. 肿瘤患者输血有哪些风险？

目前，我国各级医疗机构为患者提供的血液已经由供血机构按国家规定采用合格试剂进行了严格的检测，但受当前科技水平的限制，仍难以避免输血所致的各种传播性疾病和不良反应，输血治疗存在一定风险，主要包括①溶血反应；②非溶血性发热反应；③**过敏反应**；④感染病毒性肝炎、艾滋病、梅毒等；⑤感染巨细胞病毒、EB 病毒、疟疾等；⑥输血相关移植物抗宿主病；

⑦输血相关急性肺损伤；⑧循环负荷过重；⑨血液输注无效等。另外，肿瘤患者输注红细胞可能对机体的免疫系统产生一定抑制，加速肿瘤的复发与转移。

157. 开颅手术后患者会有哪些常见表现？

开颅手术术后会有短暂的意识模糊状态，可能由于麻醉引起，也可能由于手术损伤引起，麻醉引起的意识模糊通常一天就可恢复，个别老年体弱患者会稍有延长。术后2、3天可能因脑损伤、**脑水肿**引起头痛、恶心、呕吐等症状。额叶肿瘤患者术后，可能会出现精神症状、幻觉、暴躁、昼夜颠倒的情况，通常持续1~2周。鞍区手术后患者可能会出现多饮、多尿症状，一般持续1~3周。

158. 脑瘤患者术后为什么会烦躁？

患者术后烦躁症状在开颅手术中比较常见，特别是手术损伤或术中牵拉额叶、颞叶的患者，术后烦躁或出现精神症状可能是额叶水肿造成的。另一种可能就是在颅内出血早期，出血刺激可能会引起烦躁，继而才出现意识下降。因此，一旦出现烦躁应尽早做CT检查，查明原因。如为额叶、颞叶水肿引起，则不必太紧张，通常可逐渐缓解。

159. 脑瘤患者术后为什么还头痛？

头皮痛觉不及躯干和四肢敏感，头部手术切口疼痛不严重。如果术后头痛明显，首先要考虑颅内血肿或**脑水肿**所致颅内压增高引起的头痛。处理方法是滴注甘露醇脱水治疗缓解疼痛；急诊查头颅 CT 了解颅内情况，然后对症处理。切忌在不明头痛原因的情况下服用镇痛药物，以免延误治疗，造成严重后果。

160. 脑瘤患者术后为什么会恶心、呕吐？

恶心、呕吐也是颅内压增高的表现之一。颅内压增高后导致的中枢性呕吐常为突然性、喷射性，用中枢性镇吐药有效。另外，小脑肿瘤术后会有类似眩晕的症状，可继发恶心、呕吐。

161. 脑瘤患者术后为什么肢体不能动了？

术后患者肢体不能动，可能是支配肢体活动的皮层或传导束受损。如果术后完全不能活动，也不一定永久性偏瘫了，大多数在术后 3~6 个月内有不同程度的恢复；如果有轻微的活动，只是力量减弱的话，通常在 1 个月内逐渐恢复；如果术后活动良好，但在术后三四天突然肌力下降了，这时就要考虑是否有新发的血肿、**脑水肿**或脑缺血（脑血管痉挛），应及时复查 CT。

162. 脑瘤患者术后为什么不会说话了？

开颅术后，由于脑部掌管语言功能的区域受到损伤，患者可能会出现语言功能障碍，发生失语。常见失语类型有：运动性失语，说话语言中枢受损，患者能够理解他人说的话，但是只能发音却无法组成完整的句子；感觉性失语，听觉语言中枢受损，患者只能听到声音，却不能理解他人说的话，发音正常却是胡言乱语。绝大多数语言功能障碍患者都能够恢复。

163. 脑瘤患者术后为什么看不清了？

术后看不清通常有两种情况。一是枕部肿瘤术后，枕叶的视觉中枢皮层受损引起的象限盲，表现为视物模糊，一般不会一点也看不见；二是鞍区术后，局部损伤或血肿压迫，引起视神经或视交叉受损，出现视物不清，通常需要急诊复查头部 CT，如果是血肿压迫所致需急诊手术清除血肿，挽救视力；如果没有血肿则需要用营养神经的药物促进恢复。因此，枕部肿瘤和鞍区肿瘤术后要重点观察视力变化。

164. 脑瘤患者术后为什么不睡觉？

脑瘤术后可能出现精神症状、昼夜颠倒，患者术后异常兴奋、话多，晚上不睡觉、白天睡。特别在额叶及前颅底患者，这种症状较多，一般不会引起不良的后果，通过镇静、催眠等治疗可逐步缓解。

165. 脑瘤患者术后为什么多尿？

鞍区肿瘤术后会损伤下丘脑、垂体柄、垂体后叶等组织，引起抗利尿激素的分泌失常，表现为排尿增多，称为中枢性尿崩。这时水和电解质会从尿里大量流失，如不及时补充会出现水**电解质紊乱**，严重时可致死亡。因此，鞍区肿瘤术后要监测尿量，并根据尿量及电解质结果补充水分及电解质。

166. 脑瘤患者术后为什么会呛咳？

人的吞咽动作主要由口咽部肌肉群协调完成，而这些肌肉要接受舌咽及舌下神经支配，这些神经集中分布在脑干下部，临床上称为后组神经。因此小脑、脑干、桥小脑角区的肿瘤手术中都可能伤及这些神经，术后引起饮水呛咳，由于吞咽肌肉受双侧后组神经支配，而手术往往只损伤单侧神经，经过锻炼后健康侧的神经可以代偿患病侧肌肉，因此通过营养神经治疗及逐步功能锻炼可逐渐好转。

167. 脑瘤患者手术都顺利恢复三四天了，怎么又加重了？

脑外科手术风险较大，除了手术这一关外，还需度过并发症这关，常见并发症包括**脑水肿**、脑梗死、水**电解质紊乱**、感染等，通常在术后三四天出现。因此脑瘤术后直到出院前都不能掉以轻心。

168. 脑瘤患者术后为什么突然抽风了？

抽风其实就是癫痫，俗称羊癫疯、羊角风，是由大脑皮层异常放电引起的。脑肿瘤患者多发，表现为突然倒地、四肢或全身抽搐、没有知觉，甚至尿便失禁，一般数分钟后患者清醒。通过合理的药物治疗一般都能控制癫痫发作。开颅手术都会造成脑皮层的损伤，继而引起癫痫，开颅手术围手术期癫痫发生率平均在17%左右。

169. 脑瘤患者术后为什么还要做 CT 检查？

由于颅腔有颅骨阻挡，因此体格检查、B 超等常无法探及颅内情况，CT 是最简便易行又特异的检查，可以知道颅内情况。脑瘤术后情况多变，出血、**脑水肿**、脑梗死的风险均很大，因此，对病情有变化的患者最常做的就是复查 CT。

170. 脑瘤患者术后频繁做 CT 检查会对脑部有害吗？

CT 是一种 X 线扫描，对人体有一定的辐射，但辐射量极小，通常在住院期间多次检查不会有太大危害。但长期频繁做 CT 辐射量会有积累效应，对人体还是有害的。

171. 颅内手术部位怎么会有金属，它们有什么作用，影响复查吗？

手术部位的金属属于植入物，可能有两种情况：钛夹或银夹用来夹闭血管止血；钛片、钛钉是用来修补、固定颅骨缺损的。这些金属在 CT 上可能产生伪影，影响检查效果。目前颅脑手术使用的金属植入物都不会影响 MRI 检查。

172. 甘露醇有什么作用？为什么要快速输入？

甘露醇是脑外科最常用的药物，可以快速缓解颅内压增高引起的头痛、恶心、呕吐。必须快速静脉输入才能起效。一般输入 250 毫升甘露醇需要在 20～30 分钟内完成，患者及家属不可随意调节滴速。因为甘露醇是小分子晶体，必须快速进入血液循环，才能在血液形成一个高张力环境，提高血浆的晶体渗透压，增加血脑间的渗透压差，使脑组织水分移向血液循环内，从而降低颅内压、减轻脑水肿。甘露醇极易结晶，静脉穿刺的肢体避免剧烈运动，以免甘露醇渗入皮下；输液过程中感到不适应及时通知护士。

173. 哪些药物能加快术后患者的神经功能恢复？

术后用神经营养类药物等可以促进神经恢复，促醒类药物可以拮抗阿片类药物，促进患者清醒。

174. 术后为什么要改善脑循环，主要有哪些药？

脑瘤术后颅内血流会受到改变，多数都会有小动脉痉挛，特别会引起脑供血不足，出现脑梗死，因此要用改善脑循环的药物。临床应用的主要有尼莫地平和含有丹参的中药制剂。

175. 如何帮助患者术后尽快康复？

近年来，在欧美一些国家极力推广一种称为快速康复外科的理念，患者住院时间明显缩短，显著改善了患者术后康复速度，使得许多疾病的临床治疗模式发生了很大的变化。

快速康复外科的概念是指在术前、术中及术后应用各种已证实有效的方法减少手术应激反应及并发症，加速患者术后的康复。许多措施已在临床应用，如围手术期营养支持、重视供氧、不常规应用鼻胃管减压、早期进食、应用生长激素、微创手术等。快速康复外科一般包括以下几个重要内容：①术前患者教育；②更好的麻醉、镇痛及外科技术以减少手术应激反应、疼痛及不适反应；③强化术后康复治疗，包括早期下床活动及早期肠内营养。重点在于鼓励患者尽快恢复正常饮食及早下床活动。术后患者不应该长期卧床休息，因为这将增加肌肉丢失、降低肌肉强度、损害肺功能及组织氧化能力、加重静脉淤滞甚至导致形成血栓。

176. 手术后患者该如何与医护人员配合，利于康复？

脑瘤和其他疾病一样，相当数量的患者可以治愈。对脑瘤不要过分恐惧和悲观，不但无助于治疗，相反，由于精神过度紧张和焦虑、寝食不安，会降低机体的抵抗力，对术后恢复不利。既然手术已经成功，手术后患者更应放下思想包袱，吃好、睡好，增强自身的抵抗力。

脑瘤手术通常需要在全身麻醉下进行，麻醉过程中需要在气管内留置一根导管。所以，手术后痰液可能比较多，为防止呼吸道感染，要尽量把痰液排出。

饮食方面也要做到荤素搭配，多补充蛋白质、维生素、矿物质等，使摄入的营养比消耗的多，以提高机体的抗癌能力。如果医生没有提出特别要求，原则上不必忌口，多吃富含营养的食物，如肉、鱼、蛋、豆类、谷类等，尤其要多吃新鲜蔬菜和水果，因其中含有丰富的维生素 C，对抗癌有一定的作用。不要吸烟，不要喝酒，不吃酸、辣等刺激性的食物，不吃过冷或过热的食物。

伤口愈合后，应适当进行锻炼，原则是量力而行，循序渐进，持之以恒。

177. 患者术后护理需要家属做什么？

为了减轻和消除手术带来的身心创伤，使患者尽快恢复正常生活及工作，在护理过程中，往往需要患者家属、亲友的配合及参与才能获得更好的效果。以下方面患者家属都能积极发挥作用：

（1）心理护理：积极安慰和鼓励患者，认真倾听患者的倾诉，并给予支持和理解。帮助患者分散注意力，使患者放松心情，如帮助患者按摩、锻炼、听音乐等。保持环境的整洁舒适，并始终陪伴在患者身旁。对有疑虑的患者，家属可配合医生讲解治疗的重要性，助其疏导心理。

（2）手术切口的护理：保持局部的清洁和卫生，避免伤口感染，伤口拆线前尽量避免碰撞挤压。发现伤口有感染、化脓、渗血等情况时，应及时与医护人员沟通。

（3）各种引流管的护理：注意引流管是否通畅，在患者翻身或下床活动时应固定好引流管，防止其脱落。当发现引流量、色、质发生变化时及时告知医护人员。

（4）饮食护理：术后饮食应严格遵守医务人员的嘱咐。初起应为流食、半流质饮食，如牛奶、稀饭、藕粉、红枣粥、肉汤等，继而是易吞食、易消化、营养丰富的软食，如面包、馄饨、面条等，配以肉、鱼、蛋、豆制品、蔬菜、水果等，对部分虚弱或胃肠功能不足的应采用少量多餐的方式。部分患者可根据需要给予**要素饮食**。

（5）早期活动：术后活动可以分床上活动和离床活动两种。床上活动主要是为患者翻身、拍背、按摩腿部或进行上下肢活动，为带有输液管或其他导管的患者翻身时，应注意保护好导管，以免扭曲、折叠、脱落；离床活动应在患者的病情稳定后进行，在护士或陪护家属的协助下，先让患者在床边坐几分钟，无头晕不适者，可扶着患者沿床缘走几步，患者情况良好时，可进一步在室内慢慢走动，最后再酌情外出散步。

（6）保持口腔清洁卫生，预防并发症发生，刷牙或漱口是保持口腔清洁常用的方法。

178. 什么是下肢静脉血栓？

血液在腿部静脉内不正常地凝结、阻塞管腔，导致静脉回流障碍，就是下肢静脉血栓。如恶性肿瘤、肥胖、血栓史、下肢静脉曲张、老龄、留置中心静脉导管等都是下肢静脉血栓的诱发因素。

179. 下肢静脉血栓会有哪些表现？

一般，可能出现的症状包括：①肿胀，发生血栓的一侧下肢可能会出现不同程度的水肿，有时水肿程度不严重，需要用卷尺测量才能发现；②疼痛或压痛，按压血栓部位时患者会感觉疼痛；③静脉曲张，由于静脉血液回流受到阻碍，致使出现浅静脉曲张，一般发生在血栓形成后的 1~2 周。并非所有患者出现下肢静脉血栓都会有明显、典型的症状。根据静脉血栓发生在腿部静脉不同的部位，患者表现出的症状也有所不同。

180. 下肢静脉血栓对患者有什么危害？

下肢静脉血栓如不及时治疗或治疗不当，可致患肢功能完全或部分丧失而致残；如果发生栓子脱离原发部位，则可引起急性肺栓塞（PE）而危及生命。下肢静脉血栓应早预防、早发现、早治疗。

181. 有什么方法可以预防下肢静脉血栓吗？

目前预防下肢静脉血栓的方法包括机械性预防和药物预防。机械性预防包括：按摩下肢、穿弹力袜、间歇性压力泵等，主要通过促进下肢血液循环预防下肢静脉血栓；药物预防是指通过应用一些抗凝药物来预防下肢静脉血栓，如注射低分子肝素。医护人员会根据患者发生静脉血栓的可能性决定采取哪些方法。

182. 怎么正确有效地穿弹力袜呢？

弹力袜，又称抗血栓梯度压力带，能有效预防术后下肢深静脉血栓。原理是从脚踝往上到大腿根部，有逐级递减的压力，利于下肢血液回流。正确穿着和保养弹力袜，才能有效发挥其抗血栓的功效。

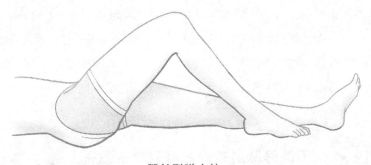

腿长型弹力袜

（1）护士根据患者体型选择合适尺寸的袜子；弹力袜分两

种长度，一种是腿长型，适合卧床的患者；一种是膝长型，适合能够下地活动的患者。手术后患者根据病情由腿长型逐渐过渡到膝长型。

（2）手术当天早晨，护士为患者穿好腿长型弹力袜，再送患者去手术室，或者手术后回病房，立即为患者穿上弹力袜。两者无差异。

（3）早上起床前，躺在床上穿袜子；如已起床，让患者重新卧床，抬高下肢 10 分钟，使静脉血排空再穿。保证穿好的弹力袜平整无皱褶。

（4）每天可以脱下弹力袜两次，建议早晚各一次，检查下肢皮肤情况；但每次脱袜时间不能超过 30 分钟，休息活动片刻后请再次穿上弹力袜。经常检查袜子有无皱褶、滑落，以避免影响效果，甚至增加发生血栓的危险。

183. 出院后还需要继续穿弹力袜吗？

一般需要穿到术后 3 个月。如果护士给患者发了腿长型和膝长型两双弹力袜，那么，当患者每日下床活动时间大于 4 小时，可由原来腿长型变为膝长型弹力袜。

184. 弹力袜如何保养？

弹力袜需保持清洁，应用温水、中性皂液手洗，不要用力过猛，避免损害特殊弹性纤维，请勿使用漂白剂、热水或洗衣机清洗、脱水，清洗后吊挂或平铺阴干，避免阳光暴晒损伤袜子。请勤剪手脚指甲，在干燥的季节要预防脚后跟皮肤皲裂，特别注意在穿或脱弹力袜时，避免刮伤弹力袜。此外还要经常检查鞋内是否平整，防止杂物造成弹力袜不必要的磨损。

185. 手术后患者为什么会发热？

通常在手术后 3~5 天内，患者体温会有轻、中度升高，通常在 38℃ 左右。这是机体对手术创伤的一种正常反应，一般不需要特殊处理。如果体温高于 38℃ 或患者对体温升高感觉不适，可给予温水擦浴、酒精擦浴、冰袋冷敷等方法进行物理降温。一般在手术 3~5 天后体温可以逐渐恢复正常。但如果术后体温升高持续不降或术后 3~5 天体温恢复正常后又升高，则有可能发生了切口感染或其他并发症，医生会查找原因，并进行相应的处理。

186. 术后伤口疼痛怎么办？

伤口疼痛是许多患者最担心的问题之一，伤口疼痛是人体应激反应的一个重要表现，是一种正常的生理心理活动。疼痛的程度与伤口大小、手术部位等有关，与人的焦虑情绪也密切相关，焦虑情绪越严重，机体的**痛阈**越低，心理上高度恐惧的患者对疼痛的敏感性增高。由于每个人对疼痛的敏感性不同，疼痛的程度因人而异。但是，随着医学的发展，已经可以解除或减轻患者术后疼痛。通常有两种方法减轻创口疼痛。一种方法是在静脉或硬膜外腔留置手术后镇痛泵注药，该方法可以持续、平稳地减轻疼痛，但部分患者有较明显的头晕、恶心等不适；另一种方法是在疼痛剧烈时肌内注射镇痛药，该方法镇痛效果好，但持续时间短，通常可持续 2~4 小时。疼痛最明显的是手术后 48 小时内，以后渐渐缓解。手术后常用的镇痛药都有不同程度地抑制肠胃运动的不良反应，会影响患者下床活动的恢复，但短期使用不会产生依赖性。

脑瘤患者因为需要观察术后患者头痛变化，所以不是常规给予镇痛药物。只有当医生确认应用镇痛药物不会对患者病情产生误导作用时，才会考虑给予镇痛镇静类药物处理。

187. 手术后患者为什么要进行早期活动？

由于手术创伤的打击，精神和体力的消耗，加之有的患者也害怕起床活动会影响伤口愈合，一般患者手术后都愿意静卧休息。其实，早期活动可使患者机体各系统功能保持良好的状态，预防并发症的发生，促进术后身体的康复，那么早期活动有什么好处呢？

早期活动可以增加患者的肺活量，促进呼吸和肺扩张，可减少肺炎、肺不张的发生；促进血液循环，防止下肢静脉血栓形成；避免因肢体肌肉不活动而导致的肌肉萎缩；促进胃肠蠕动和

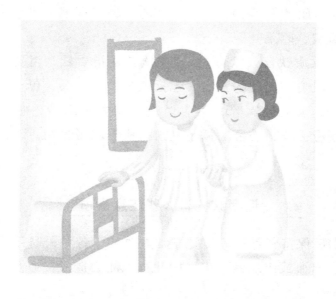

排气，减轻腹胀和便秘；促进膀胱功能恢复，避免排尿困难；活动还可以增进患者食欲，利于身体康复。

手术后当天，患者即可在床上进行深呼吸，四肢屈伸活动，及在他人协助下翻身，次日可在协助下床边扶坐，无不适可扶床站立，室内缓步行走。活动时要掌握循序渐进、劳逸结合的原则，逐渐增加活动范围和活动量。避免没有准备而突然站立。感觉头晕、心慌、出虚汗、极度倦怠时应及时休息，不可勉强活动。

188. 什么是清流食、流食、半流食和软食？

（1）清流质饮食：是一种限制较严格的流质饮食，包括水、米汤、稀藕粉、果汁等。

（2）流质饮食（流食）：是食物呈液体状态，包括有稠米汤、豆浆、牛奶、菜汁、清鸡汤、清肉汤等。

（3）半流质饮食（半流食）：是一种半流质状态，纤维素含量少，容易咀嚼和消化，营养丰富的食物。有粥、面条、蒸鸡蛋羹、豆腐脑、碎菜叶等。

（4）软质饮食（饮食）：软质饮食是指质软、粗硬纤维含量少、容易咀嚼和消化的食物。包括软米饭、馒头、包子、面条和各种粥类。肉类应剁碎，菜应切细；蛋类可用炒、煮和蒸等方法；水果应去皮，香蕉、橘子、猕猴桃等均可食用。

189. 术后近期饮食有哪些注意事项？

手术后保持营养的均衡是非常重要的，各种外科手术过程中一般都有出血或组织液渗出，因此很可能会造成贫血及低蛋白血症，同时，疼痛、创伤及手术中的刺激会导致营养物质消耗的增加。所以手术后通过饮食保持营养均衡是术后伤口愈合、体质恢复所必需的。

在食物的选择上有两个注意事项：

（1）保证饮食的多样性：手术后要多进食营养价值比较高、清淡而又容易消化吸收的食物，尤其是**优质动物蛋白质**；其次是补充微量元素，尤其是锌与钾。锌是化学反应中的媒介，在促进蛋白（尤其是胶原蛋白）的合成中起重要作用；再次是各种维生素及纤维素的补充。它们可以增加抗感染的能力，而维生素A、维生素C、维生素E还可以促进伤口愈合；要避免食用猪油、动物内脏、鳗鱼，少吃肥肉及含胆固醇较高的海鱼等，还要避免烟、酒及浓茶等。

（2）根据术后时间选择食物：多数患者手术后1~2天开始恢复肛门排气，这表明肠道的功能开始恢复；早期进食和活动可增进肠道蠕动的恢复。第一阶段开始以清流食为主，如米汤、藕粉、果汁、蛋花汤等；随病情稳定进入第二阶段，改为流食，如牛奶、豆汁等；第三阶段为半流食，如粥类、蛋羹等；第四阶段为软饭或普通饭。

190. 脑瘤患者术后吃饭不好，会影响伤口愈合吗？

术后一般伤口愈合拆线的时间是7天。脑瘤患者术后不能正常进食一般不会影响伤口愈合，因为影响伤口愈合的因素有很多，包括①年龄，特别是老年人，愈合速度会慢；②伤口存在感染或污染；③患者合并贫血，出血性及慢性；④营养状况，营养不良或肥胖、缺乏维生素A或C、微量元素锌、铁或铜；⑤合并其他疾病，如肝硬化、血管性疾病、糖尿病、慢性肺病、尿毒症等；⑥药物史，特别是类固醇类和激素类药物；⑦放射线及化疗；⑧缝合方法、引流、异物等；⑨饮食调养情况（烟、酒、辛辣饮食）。

191. 患者术后多长时间可以洗澡？

首先要看伤口的愈合情况，一般愈合良好，无红肿、疼痛、化脓等，拆线2周后就可以洗澡了。洗澡时需注意水温适宜，不要用力揉搓伤口，伤口局部也不应浸泡时间过长，毕竟局部刚愈合伤口皮肤较薄，长时间浸水容易引发感染，一般主张采用淋浴的方式，避免盆洗或泡澡。其次，要看患者身体恢复情况，毕竟洗澡需要患者能基本自理，体质弱的患者洗澡时需有人陪伴，且时间不宜过长。

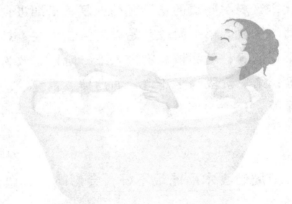

192. 为什么会拔了导尿管后患者不能排尿？怎么办？

脑外科手术时间较长，术前、术中用甘露醇脱水，有利尿效果，所以手术均需插尿管。绝大多数患者拔除导尿管后可自行排尿，但也有少数患者拔了导尿管后不能自解小便。引起这种现象的原因可能有患者不习惯于床上排尿、留置导尿管导致尿道黏膜炎性水肿、长期留置尿管使膀胱敏感度降低等。通常都是暂时性的，建议患者首先要放松精神，也可以由家属搀扶患者下床试试、热敷、用手按摩下腹部或有尿意时听流水声。长期留置尿管的患者，拔除导尿管前先进行膀胱训练，间断夹闭导尿管（每次夹 0.5~3 小时）至患者感觉想要排尿再放开，如此锻炼 1~2 天后再拔除导尿管。

193. 开颅手术有哪些常见的并发症？

开颅手术常见的并发症包括：①出血，可能是术中大出血，也可能是术后再出血；②脑梗死，通常由于供血动脉痉挛导致脑缺血；③癫痫，由于皮层损伤后异常放电引起，表现多种多样；④感染，包括局部创口感染、颅内感染、肺部及泌尿系统感染等；⑤全身其他系统并发症，如心梗、肺栓塞、消化道溃疡、肝肾功能损伤等；水电解质平衡紊乱。

194. 出现并发症怎么办？

手术的风险在于其不确定因素，一些并发症发生的根本机制目前尚未可知，常见的并发症发生也是既往的经验总结来的。在总结并发症的同时，医生们也在总结并发症的对策，对一些较常见的并发症也有了一些常见的处理方法，不同的医院、不同的医生也会有不同的处理方法。通常并发症出现后，患者及家属应配合主治医生的治疗，听从主治医生的建议，因为患者的主治医生对病情是最了解的，往往其做出的判断是最有利的。同时主治医生在有多种方案供选择时，也有及时告知的义务，患者也可要求咨询其他医生，申请科级或院级甚至院外会诊，共同商议后做决定。

195. 颅底肿瘤手术并发症与脑瘤手术相同吗？

颅底肿瘤手术并发症包含脑瘤手术所有并发症以外，还容易出现神经损伤、血管损伤、脑脊液漏、修复组织坏死、伤口愈合差以及感染率高等风险。

（三）放射治疗

196. 什么是放射治疗（放疗）？

放射治疗简称放疗。简单来说，放疗就是利用放射线能杀死肿瘤细胞的基本原理治疗肿瘤。目前，用来治疗肿瘤的放射线主要有高能量的 X 射线、高能量的电子射线（β 射线）以及最常用来做近距离治疗的伽马射线（γ 射线）。这些射线进入肿瘤内通过损伤肿瘤细胞核内的 DNA，导致肿瘤细胞死亡，从而达到治疗肿瘤的目的。

197. 放疗可取代手术治疗吗？

放疗和手术同属局部治疗方法，也是治疗局限性肿瘤最有效的手段。但由于肿瘤的病因复杂，每种肿瘤的生物学特点也不尽相同，各种治疗方法的疗效也有差别，有些肿瘤应以外科手术治疗为主，有些肿瘤应以放疗为主，有些肿瘤则需以化疗为主。每位患者在被确诊时肿瘤的病理类型、分化程度千差万别，肿瘤的

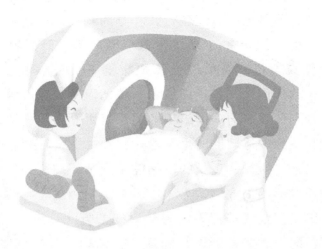

早、中、晚期也各不相同，所以，在决定治疗方案时需要综合考虑每位肿瘤患者的特点，分别采取不同的治疗方法，以求达到最佳的疗效。此外，患者的全身状况、求治意愿等对治疗方案的选择也有重要作用。因此，从整体上来讲，放疗取代手术的说法并不恰当。

198. 用于治疗肿瘤的放疗技术有哪些？

用于治疗肿瘤的放疗技术大致分为常规放疗技术、三维适形放疗技术、调强放疗技术三类。

199. 什么是常规放疗？与三维适形放疗有什么不同？

常规放疗技术，也叫二维放疗技术，已经应用了近 100 年，现在不发达国家以及我国的很多医院仍在使用。这种技术较为简单，直线加速器对其所产生的 X 射线的调控通过一对或两对准直器来实现，照射范围只能进行长和宽的调节，也就是说只能产生不同大小的长方形和（或）正方形**照射野**。而其定位技术也是采用常规模拟机，简单说就像拍胸部 X 线正、侧位片一样，将需要治疗的部位拍一张正面像和一张侧面像。在这两张定位片上，医生看到的肿瘤与周围组织的关系是由投影构成的，真正的关系无法在放疗中体现。医生在这两张照片上将肿瘤和需要照射的范围画出来。但肿瘤生长的范围并不规则，加速器产生的**照射野**只能是长方形或正方形，为了适应不规则形状肿瘤的治疗，放疗学家想出了用铅块挡掉不需要的射线的方法。由于只能在正、侧位两个方向上对**照射野**进行修饰，所以称之为二维照射技术。从临床实践结果来看，常规放疗技术可以治疗肿瘤，但是在杀灭肿瘤的同时，大量的正常组织也受到损害，导致了相应的放疗并发症，有些放疗晚期并发症甚至非常严重，对患者生活质量的影响比较大。同时，由于肿瘤形状的不规则与正常组织、危及器官有重叠，为了避免正常组织、危及器官产生不能接受的并发症，有时不得不减少照射剂量，致使肿瘤组织无法获得足够的照射剂量，导致肿瘤局部控制率下降以及增加照射后肿瘤复发率。

200. 什么是三维适形放疗？与调强放疗有什么不同？

CT 模拟机以及相应的计算机技术的问世开创了三维适形放疗技术。所谓三维，就是通过 CT 模拟机扫描需要治疗的部位，将获得的 CT 图像传输到治疗计划系统。在治疗计划系统中的 CT 图像上，将肿瘤和需要保护的正常组织一层一层地勾画出来，在同一层 CT 图像上，需要勾画所有的肿瘤组织和正常组织（这一过程通常被称作画靶区）。对一个头颈部肿瘤来说，需要勾画的层面有上百层，每一层上又有好多种不同的结构需要勾画，需要花大量的时间才能完成。完成靶区勾画后，需要物理师重建图像，也就是利用计算机技术，把需要治疗的部位建成一个虚拟的人体图像。在这个图像上，可以从各个方向上观察肿瘤与正常组织的关系，有了空间的概念，所以称其为三维放疗技术。这个称呼还差了"适形"两个字，也就是说还需要做"适形"的工作，这就需要比二维放疗技术先进的加速器了。这种加速器控制 X 射线的设备由铅门准直器变成了多叶光栅，也就是说，加速器产生的**照射野**形状由原来的长方形或正方形变成了不规形状了，这样就可以在三维方向上与肿瘤（照射范围）的不规性形状相匹配了，再通过计算机计划系统算出各个**照射野**需要的照射时间和照射剂量。因此，这种技术被称为三维适形放疗技术。由此看出，三维适形技术比二维技术复杂、先进，其对定位设备、加速器、放疗从业人员、治疗计划系统的要求大为提高。同时三维放疗技术由于适形度增加，使肿瘤能够获得所需的控制剂量，治疗肿瘤的疗效得以提高，对正常组织的保护也优于常规放疗技术。

与常规放疗技术相比，三维适形放疗技术是放疗的一大进步，但仍有一些缺陷。主要体现在：①通常把需要照射的范围划分为三个区域：肿瘤区域、肿瘤周围邻近区域和可能出现转移的区域。对这三个区域而言，需要照射的剂量是不一样的，三维适形放疗技术不能在同时给予这三个区域不同剂量，所以需要分三个阶段来完成，而后一个阶段均会对前一个阶段产生影响，这种影响对肿瘤治疗和正常组织保护都是存在的；②三维放疗技术的**照射野**方向的确定，只能由物理师和医生根据肿瘤和正常组织的相对关系以及治疗经验来确定，选择的照射方向不一定是最理想的。

201. 什么是调强放疗技术？

近些年新开发的调强放疗技术能够解决三维适形放疗技术的两大缺陷问题。调强放疗需要高级计算机控制加速器的多叶光栅中的每一个叶片，在治疗过程中，这些多叶光栅的叶片可以独立运动，在一次治疗完成之后，可以同时给予不同区域所需要的不同剂量，这就是剂量强度调节（调强），适形在这个技术中是基本条件。有了能够做调强适形放疗的加速器，还需要解决**照射野**方向的问题，这需要功能强大的计算机计划系统，从各个方向计算，从中挑出最好的**照射野**方向，这叫逆向调强放疗计划。也就是说，先确定肿瘤治疗的剂量，让计算机帮助选择治疗的最佳**照射野**的方向以及各个方向上最佳的剂量。由此可以看出，调强放疗技术比三维适形放疗技术要求更高，肿瘤所接受的照射剂量分布更加适形，更容易得到足够的控制剂量，同时对正常组织保护也更好，患者获益也更多。

202. 放疗的流程是怎样的？

放疗是一个系统工程，需要做大量的工作，一般整个放疗过程可分成三个阶段：第一阶段为准备阶段、第二阶段是放疗计划设计阶段、第三阶段是放疗的执行阶段。

准备阶段需要完成的工作：确定肿瘤分期，明确肿瘤范围。做好放疗前准备工作。

计划设计阶段：完成患者 CT 模拟定位，靶区勾画和放疗计划的计算，放疗计划的验证。

放疗的执行阶段：放射治疗开始执行，每周需要进行治疗位置是否正确的验证并对患者的肿瘤和正常组织进行检查，观察疗效，如有反应给予相应的处理。

203. 什么是放疗计划设计？

简单地说，放疗计划就是物理师设定如何利用射线来满足医生规定的靶区和正常组织所接受的剂量要求的过程。

放疗计划尤其调强放疗计划的设计是一个非常复杂的过程，需要从业人员有非常丰富的经验和先进的计算机计划系统。现在的计划系统大多是逆向设计计划，在强大的计算机系统的辅助下，制订出最优的计划，最大限度地满足对肿瘤照射剂量的要求和对正常组织的保护。

204. 什么是全脑放疗？

全脑放疗指的是对整个颅腔进行的放疗。除了肿瘤部位会接受照射防止复发外，在非肿瘤部位也会受到照射，起到一定的预防作用，并减少颅内播散转移的可能。常用于治疗脑转移瘤、淋巴瘤和胶母细胞瘤。

205. 什么是间质内放疗？

同位素间质内放疗是指在脑组织间植入放射粒子，通过粒子的放射线内放射治疗。脑瘤的病程通常为持续进展，常规治疗难以控制，局部控制率和生存率均较差。由于脑瘤对放射不敏感，要杀灭肿瘤通常需要 90Gy 的照射剂量，而正常组织又无法耐受此剂量，因此，使照射的疗效随着剂量而降低。1987 年首次将植入放射粒子治疗应用于脑胶质瘤，定位精确，与肿瘤形状非常"适形"；粒子**种植**范围之外，照射剂量迅速下降，有很好的肿瘤和危及器官的实际受量比，使靶区剂量很高，且不增加正常脑组织的损伤。脑胶质瘤复发多在原发灶周围2厘米内，因此加强局部区域性治疗是提高疗效的主要手段。传统的体外放疗定位精确度差，使靶点的放射剂量偏差较大，提高照射剂量虽然增加了细胞杀伤效果，但肿瘤周围正常组织的损伤也明显增大，且只能对肿瘤繁殖周期中一部分时相细胞起治疗作用，其他时相细胞仍能很快恢复繁殖能力，而且肿瘤细胞的倍增时间明显缩短，因此在两次照射间歇肿瘤细胞仍能迅速生长，严重影响治疗效果。采用手术中植入法，因手术可切除大部分肿瘤，在残留的肿瘤、受侵的周围组织中植入放射性粒子，如 ^{125}I 粒子，因为 ^{125}I 粒子半衰期长，发挥治疗作用时间达280天，在其衰变过程中持续释放出低能量的 X 射线和 γ 射线，可破坏肿瘤细胞核的 DNA 双链，使肿瘤细胞失去繁殖能力，同时持续低能量照射抑制了肿瘤细胞的有丝分裂，致使肿瘤细胞因辐射效应受到最大限度的毁灭性杀伤，达到治疗的目的，这样可最大限度降低局部复发率，减少并发症的发生，提高疗效。

206. 什么是术中放疗？

随着放射技术的发展，术中放疗技术逐步开始应用于临床，有报道术中放疗结合术后放疗可显著延长生存期。在常规放疗中，到达肿瘤组织的射线剂量取决于周围正常组织的耐受剂量，术中放疗采用高能电子射线，与 X 射线或 γ 射线不同，在保证靶区剂量的同时，使周围组织的射线剂量显著下降，通常靶区剂量在5~10分钟内可达15~25Gy，而周围组织剂量极小。由于目前设备所限，术中放疗照射距离较短，仅对表浅的肿瘤效果好，5厘米以内的肿瘤有明显效果，对深部肿瘤效果有待进一步提高。

207. 放疗前患者需要做哪些心理准备?

放疗是一个相对较长的过程，患者在治疗前需要做以下准备：①树立起战胜疾病的信心，如肿瘤对放疗敏感，目前治疗效果非常理想，要相信在医生努力和自己的配合下，一定能够治愈；②调整好心态，有的患者得知自己患病后，被吓得不行，甚至六神无主，这样对治疗疾病百害而无一益。因此，在治疗前，一定要放宽心，坦然面对，积极配合治疗；③构筑好克服困难的心理准备，放疗过程中会出现一些不良反应，这是机体对外来刺激的生理反应，医生也一定会想最好的办法把不良反应发生率和严重程度降到最低，完全有办法让您完成治疗。

208. 放疗对患者的着装有什么要求?

为了减少对照射区域皮肤的摩擦和刺激，建议放疗期间穿柔软、宽松、吸湿性强的纯棉类内衣，避免穿粗糙及化纤类衣物。头颈部接受放疗的患者，上衣最好穿无领开衫，不要穿硬领衬衫，男士不打领带，便于穿、脱和保护颈部皮肤。

209. 放疗前为什么要拔除坏牙?

头颈部肿瘤放疗照射的范围大、剂量高。尽管现在调强放疗技术对正常组织能够进行较好的保护，但与肿瘤邻近的结构无法避免部分接受高剂量照射，这些结构受到高剂量照射后，会在治疗后比较长的一段时间后出现晚期的损伤，其中颌骨（尤其是下颌骨，通常所说的长下牙的骨头）有可能出现放射性坏死。这种骨坏死除了与接受照射的剂量相关外，还与是否有坏牙以及放疗后过早进行坏牙和颌骨的处理相关。因此，为了降低和避免放射性骨坏死的发生，放疗前需要将口腔内的坏牙先拔除。

210. 放疗脑瘤对患者头发有什么要求？

脑瘤放疗时需要用一个面罩进行固定，以保证治疗体位准确和重复性好。头发，尤其女性患者的长头发，定位时如果拢在一起放在脑后，会出现每次治疗时位置不一致的情况，所以，通常要求女性患者在治疗前将自己的长发型剪成像运动员一样的短发。男性患者，就要注意避免在治疗过程中修剪头发，由于治疗过程需要2个月左右，所以建议男性患者在定位前将自己的头发适当修短些，在治疗期间就不要再修理头发了。对其他部位肿瘤的放疗，头发无特殊要求。

211. 合并糖尿病的患者会增加放疗的风险吗？合并糖尿病怎么应对？

糖尿病是一种常见病，很多患者在诊断脑瘤时合并糖尿病，有的已经有多年糖尿病病史了，有的是初次发现患有糖尿病。那么，糖尿病会影响放疗效果吗？会增加放疗副作用吗？

一般不会影响放疗疗效。首先，糖尿病是能控制的，好多患者患有糖尿病多年，但一直控制得很好。即使是初次发现患有糖尿病，也有办法把血糖控制在正常范围内。所以，合并有糖尿病的肿瘤患者不必担心。

伴有糖尿病患者的正常组织对放疗要敏感些，可能放疗反应要稍微重一些。医生在治疗过程中会密切关注患者的反应，给予积极的处理，保障患者能够顺利完成治疗。

患者可以增加监测血糖的次数和频率，及时了解血糖控制情况，并告诉医生，协助控制好血糖。

212. 高血压对放疗有影响吗？

高血压是目前常见疾病，很多患者诊断为肿瘤时通常合并高血压。如果服药能够控制，不影响放疗的进行。因此，合并高血压时，也不要太紧张，控制好后可以接受放疗，但一定要将血压控制在正常水平。

213. 放疗期间怎么应对合并症？

有些脑瘤患者可能会合并其他疾病，如心脏病、高血压、甲状腺功能亢进症（甲亢）、糖尿病等，这些合并的疾病多是常见病。有合并症的脑瘤患者不必紧张，这些疾病都有办法控制。得到良好控制的合并症，不会影响脑瘤的放疗。治疗中医生会关注这些疾病的控制情况。作为患者，不要忘了服用治疗合并症的药物，并及时向医生反映变化情况。

214. 放疗期间营养支持为什么特别重要？什么食物不能吃？

放疗时间长，照射的组织多，特别是口腔、咽部的黏膜比较娇嫩，放疗过程中会出现黏膜炎，导致口腔疼痛、吞咽疼痛。这些情况会使患者吃不下饭，或者营养吸收不好，导致营养不良。营养不良的危害非常大，主要有以下原因：①由于进食减少，营养不足，身体合成红细胞、血红蛋白的原料减少，会出现贫血；贫血会引起血液运送氧气的能力下降，肿瘤会缺氧，缺氧的肿瘤细胞对放射线非常抗拒，影响疗效；②由于营养不良，身体抵抗力下降，易患感染、感冒等，会出现发热甚至高热，需要中断放疗，影响疗效；③身体抵抗力和免疫力下降后，抵御肿瘤细胞侵

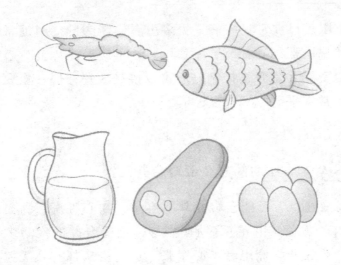

袭的能力下降，容易出现远处转移，总体治疗效果下降；④由于营养不良，会出现体重下降，体重下降后，肿瘤与周围健康组织的相对关系会发生改变，会导致肿瘤和正常组织的放疗剂量与事先计划的剂量不一致，使肿瘤控制率下降或正常组织损伤加重。因此，接受放疗的患者在治疗过程中以及治疗后一段时间（急性反应恢复期）的营养支持非常重要，患者一定要克服困难，尽可能保持体重不下降。

放疗过程中，对食物的种类没有特殊要求，以**高蛋白、易消化和易吸收的食物**为主，一般忌食辛辣食物。脑瘤患者放疗期

间，食物要求软，不宜吃带骨和坚硬食物，以免损伤口腔或食管黏膜，加重放疗反应等。

215. 放疗期间营养支持有哪些手段？

放疗过程中的营养支持非常重要。营养支持只有经胃肠道营养支持和经静脉营养支持两条途径。目前比较强调经胃肠道营养支持，也就是说要充分利用健康的胃肠道来消化和吸收，这样可获得全面和足够的营养；而经静脉营养支持提供的营养成分并不全面，费用高，而且长期的静脉高营养会导致静脉炎等不良反应。因此，应用经胃肠道营养支持的比较多。口服的营养液或营养素有肠内营养粉（安素）、瑞能、瑞素等。这些口服营养液相比静脉输液，比较经济、适用。

在脑瘤放疗过程中，会出现口腔黏膜炎，即使口服的营养液，有时也很难吞咽，每日进食量少，不能满足身体的营养需要。对这样的患者，推荐采用胃造瘘的方法保证营养供应。现在胃造瘘技术非常成熟，可以在胃镜下完成，损伤小、恢复快，留置的胃管管径大小合适，将患者平时所吃的食物用搅拌器打成匀浆后，通过胃管打入患者的胃内，利用自身的胃肠功能，摄入足够全面的营养，完全可以保证患者体重不下降、不出现贫血等症状。治疗结束后，口腔黏膜炎好转，能够从口进食时，就可以拔除胃管，拔管也非常容易，造瘘口很快就可以愈合，对身体影响非常小。

鼻饲管的方法对接受脑瘤放疗的患者并不理想，主要原因是：①鼻饲管管径小，只能是液态的营养液，否则容易堵管，不能提供足够和全面的营养；②鼻饲管与肿瘤以及正常组织间有摩擦，可能导致出血或者加重黏膜炎；③放疗时间长，鼻饲管每天都会受到照射，可能会加速其老化和断裂可能。因此，脑瘤患者接受放疗时如果需要营养支持最好采用胃造瘘的方法。

216. 放疗期间如何保护患者的皮肤？

放疗期间可通过以下几方面保护好**照射野**皮肤：①要保持**照射野**皮肤清洁、干燥，减少物理及化学性的刺激；可用清水温和的清洗；不要用碱性肥皂，更不能按摩和用力揉搓；避免使用酒精、碘酒、胶布及化妆品；避免冷、热敷的刺激；②充分暴露照射部位的皮肤，不要覆盖或包扎，如出现瘙痒，不要抓挠，避免人为因素加重反应程度，医生会根据具体情况指导用药；③当皮肤出现脱皮或结痂时，请不要撕剥；剃毛发时，使用电动剃须刀，避免造成局部损伤。

217. 放疗期间为什么要进行中期疗效评价？

肿瘤放疗的效果与几类因素有关系，第一类是肿瘤本身因素，如肿瘤病程的早晚、肿瘤生长方式、破坏了哪些结构。与重要的组织（如脑干、脊髓、眼睛、视神经）等的关系，肿瘤对放疗和化学治疗的敏感性等。第二类是患者因素，如患者的身体强壮与否、年龄、有无合并症、能不能耐受放疗。第三类就是治疗相关因素，如治疗的位置准确与否、剂量是否足够，另外就是放疗是否有调整的可能。

影响疗效的因素中，对于具体患者来说，第一、二类以及第三类的前部分都基本上是固定的。那在放疗本身有哪些可以影响疗效，简单地讲影响因素有3个，即总剂量（控制肿瘤需要的剂量）、分次剂量（每天照射多少剂量）和总的治疗时间（治疗天数）。他们的关系是总剂量＝分次剂量×治疗天数，从这个关系来看，如果总剂量确定了，其余两个因素中只要有一个变了，另一个就会跟着改变。总剂量与肿瘤的期别、大小（体积）有关，通常在治疗前会确定好。那么，分次剂量对肿瘤的影响有多大？值不值得调整？调整的依据是什么？一般来讲，放射抗拒的肿瘤分次剂量大一点，效果要好些，当然不能无限大，太大了会伤及周围正常组织。

怎样判断肿瘤对放疗抗拒或是敏感，现在还没有绝对准确的办法在治疗前就测定出肿瘤对放疗是否敏感，有些方法可以提供些参考。那怎么办呢？有一句话说得好"实践是检验真理的唯一标准"。肿瘤治疗一段时间，根据肿瘤体积缩小的情况可以帮助我们判断是否敏感，为了保证调整及时可行，中期复查就显得非常重要了，在放疗4~5周时进行中期检查，能够帮助我们确定是否需要调整单次剂量，甚至能够帮助我们提前判断治疗结束时是否可能有肿瘤残存，是否需要增加照射剂量。

还有一种情况，肿瘤在治疗前非常大，而且对放疗比较敏感，从每周一次的体格检查中能够初步判断出来，这种情况更有必要进行中期疗效评价，甚至更早些时候的疗效评价。根据具体情况做适当调整，可以帮助我们更加准确地照射肿瘤，更好地保护正常组织，使患者得到更好的疗效和高品质的生活质量。

218. 如何自我检测放疗的效果？

对患者来讲，最关注的莫过于了解肿瘤是否对放疗敏感，疗效好不好，在治疗过程中，有没有办法自我检测疗效，让自己心里有底呢？

不同的肿瘤，患者能够自己判断的程度是不一样的。看得见，摸得着的，比较好判断一点；位置深，查体看不到的肿瘤自我判断比较难。

以下方法可以帮助患者判断是否有效，当然最终的判断仍然需要医生决定。

最主要的是根据症状的变化来判断是否有效，也就是说，患者是因为什么原因去医院的，这些原因在治疗后有没有变化，如果有变化，说明治疗起作用了。如患者耳鸣、听力下降，治疗后耳鸣好了，听力恢复了，说明治疗有效了；头痛患者，头痛减轻了或者消失了，看东西时的双影没有了等，都能反映治疗有效。每一点进步和改善，自己能够了解，使自己对治疗充满信心。

219. 什么是术前放疗？

有些脑肿瘤如嗅神经母细胞瘤的生长部位影响外科医生实施手术，尽管能够手术切下来，但往往会出现手术切缘离肿瘤的安全距离不够，或者是组织缺损非常大，严重影响患者手术效果。对于这些情况，肿瘤综合治疗组会提出讨论，利用放疗能够使肿瘤缩小甚至根治肿瘤，先行放疗，达到缩小肿瘤，提高手术切除率。放疗能够降低肿瘤细胞活性，减少手术中肿瘤细胞**种植**的机率，提高生存率，提高器官功能保全机率的效果。

220. 放疗期间可以联合靶向药物吗？

分子靶向治疗药物治疗肿瘤具有非常强的特异性，可以针对肿瘤细胞发生、发展生长过程中的特定分子靶点对肿瘤细胞起杀伤或抑制作用。但由于调控肿瘤细胞生长和肿瘤细胞特征的位点特别多，是一个网络，大部分分子靶向治疗药物单用的时候，有效率只有 15%~30%。目前，大部分临床研究证明，分子靶向治疗药物与放疗和（或）化疗联用能起到较好的效果。因此，放疗期间可以联合使用有效的分子靶向治疗药物。

221. 放疗期间不想吃饭怎么办？

放疗的全身反应中会出现食欲下降，也就是说不想吃饭，严重时见到饭菜就想吐（少见）。还有些患者放疗过程中需要接受化疗，会加重全身反应，食欲下降的也不少见。这种情况下，第一，要从思想上战胜自己，树立克服困难的信心；第二，医生会给予一些改善食欲，减轻放、化疗副作用的药物；第三，经常变换食物的种类和口味，从感官上增加食欲。

222. 放疗期间白细胞减少怎么办？需要停止放疗吗？

放疗期间白细胞计数下降的情况比较常见，但多数患者白细胞下降的程度都比较轻微，而且下降过程也比较缓慢，对治疗的影响较小。还有些患者在放疗前或者放疗期间同时接受化疗，对血象影响较大，有时会出现Ⅲ~Ⅳ度的**骨髓抑制**，白细胞减少可能会到一个比较低的水平。这种情况下，医生会给予药物治疗，患者也要加强营养供给，尽快恢复白细胞、血小板的水平，纠正贫血等。

如果**血液学毒性**达到Ⅳ级，应该停止放疗，尽快恢复，同时避免感染。

223. 放疗期间需要使用治疗辐射损伤的药物吗？

目前，治疗**辐射损伤**的药物较少，有些药物会有减轻放疗损伤的作用，可以考虑适当使用。但由于不同疾病照射部位不一样，损伤的类型和机制也有差别，需要具体分析，需要咨询主管医生。

224. 放疗期间如果机器坏了，会影响疗效吗？

肿瘤放疗的安排是周一到周五连续治疗 5 次，周六、周日休息，这是有计划的安排。优点在于：第一，肿瘤组织受到连续 5 次放疗后，能够累积足够的杀伤作用；第二，休息两天，正常组织的损伤得以修复，正常组织的修复能力和恢复速度比肿瘤组织要强和快，休息两天再开始新的一轮治疗；第三，在休息的两天内，治疗的机器得到很好的检修，保证良好的性能。

治疗中要尽可能避免治疗中断，要避免一切不是计划需要的治疗中断，尤其是口腔反应重的时候。主要因为非计划的中断治疗，会导致总的治疗时间延长，导致肿瘤局部控制率的下降。主要原因是肿瘤的一个特性：在肿瘤细胞杀死到一定程度时，肿瘤细胞会出现比原来生长速度更快的情况，医学上叫肿瘤细胞的加速再群体化。以前叫加速再增殖，从字面上就能理解成肿瘤细胞生长更快了。这个时间点大多在放疗开始后的第 21 天，而这个时间也是患者出现口腔黏膜炎，引起咽痛，影响进食或者其他副作用出来的时候，有的患者希望能够停一停放疗，待症状减轻点再治疗。但来自医生的建议是，不要中断放疗，在积极处理这些副作用的同时，坚持按计划完成放疗，保证疗效。

加速器有出现故障的时候，特别是夏天，加速器故障率会增加；有时候会赶上国庆、春节等长假，这些都有可能导致治疗的中断。为了避免这些情况导致的非计划性治疗中断，医院可以采取机器小故障当时修、中等故障不过夜、大故障周末和节假日加班等办法，将对患者治疗中断的影响降到最低，确保治疗效果。

225. 放疗期间患者能洗头吗？

放疗期间可以洗头，使用比较温和的洗发液，并注意保护好医生在皮肤上画的标记。标记线会随着时间的推移变淡，尤其在夏天，更容易变得不清楚。洗头前，先看看标记线是否清楚，如果不清楚了，先找医生重新画一下再洗澡。洗头时动作要轻柔，不要抠和搓擦放疗区域的皮肤，水温不宜过高。

226. 放疗期间患者可以做运动吗？

放疗期间可以做适当的运动，原则是运动后不感到疲劳为宜。

227. 放疗期间会出现哪些身体反应？

放疗过程中，出现的身体反应有全身反应和照射局部反应两种。全身反应包括恶心、食欲下降、疲乏，有时候会导致血象下降。局部反应则与照射部位有关，包括照射部位的皮肤反应。具体病变不同，照射范围不一样，患者身体情况差异出现的反应也不一样，程度也不一样。

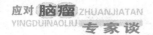
228. 放疗的不良反应可以预防和减轻吗？

放疗的不良反应分为早反应（急性反应）和晚期并发症，与照射的部位、剂量、照射范围以及是否联合同期化疗有密切关系。

放疗不良反应与手术后会在皮肤上留下瘢痕、接受化疗时会有相应的不良反应一样，非常常见，是机体对外部刺激的一种正常反应。不奇怪，不必紧张，也并不可怕。放疗科医生在给患者治疗时，除了追求最佳的控制肿瘤效果外，同时也会特别关注降低放疗不良反应、提高患者的生活质量。通常会采取先进的放疗技术，准确设定治疗范围，对正常组织加以很好的保护，使不良反应发生率和严重程度降至最低。在治疗过程中，也会给予相应的处理和支持治疗，减轻放疗的不良反应。以期保证绝大多数患者能够顺利完成放疗。

229. 放疗结束后一段时间内需要继续使用放疗辐射损伤保护的药物吗？

如果放疗反应比较重，可以考虑继续使用一段时间的放疗**辐射损伤保护**药物。患者皮肤、皮下组织出现纤维化者，可考虑使用 γ-干扰素较长一段时间。

230. 在放疗后的日常生活中需要注意什么？

肿瘤患者接受治疗后的日常生活中应注意：①保持良好的心态和积极的生活态度，相信自己能够康复和彻底战胜肿瘤；②保持良好的生活习惯，正常作息，不过度疲劳；③坚持适当锻炼，强度以不感到累为原则；④定期到医院进行复查。

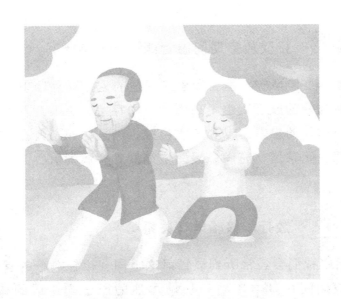

231. 患者手术后多长时间进行放疗是最佳时机？

患者手术后需要进行放疗的最佳时机一般在术后 4~6 周，不宜超过 8 周。由于放疗前需要了解手术后的情况，复查一般需要 1 周左右的时间。住院或者门诊收治后，放疗准备还需要 1~2 周（不同疾病需要的时间不一样，脑瘤需要较长时间）。因此，术后恢复快的患者，在术后 2~3 周应该到放疗科就诊，安排治疗相关事宜，以免耽误治疗。

当然，有些患者由于术后出现一些并发症，或者恢复较慢，耽误时间会长一些。如果耽误的时间太长，可能会对术后进行放疗的效果产生影响。这种情况下，通常由具有丰富经验的医生讨论决定方案，可能会建议患者选择密切观察，有问题再进行治疗。

232. 接受放疗期间患者能和亲人接触吗？

肿瘤不是传染病，不会传染给周边的人。体外照射的放射线以及**后装放疗**的放射线也不在患者体内存留，也不会发生辐射污染。接受放疗的患者可以和亲人接触，而且，和亲人在一起，会让患者感受到亲情，充满温暖，增加战胜疾病的信心。

233. 放疗和核辐射有关系吗？

生活中我们会经常听到核辐射这个词，比较熟悉的有第二次世界大战期间在日本广岛和长崎爆炸的原子弹造成的核辐射、2011 年发生在日本福岛核电站泄漏产生的核辐射，以及前苏联切尔诺贝利核电站爆炸事件导致的核辐射。这些核辐射事件导致了很多人死亡，存活者中许多人后来患了肿瘤，并造成了严重的环境污染。这些事件都令人心生恐怖，以致有些人谈"核"色变。

放疗的射线和核辐射完全是两码事，首先，它的辐射源与核电站或原子弹的不一样。其次，医疗上的放射线和放射源都是可控的，它的储存、应用都有严格的管理制度保证安全，不会对患者、操作人员以及公众产生类似核辐射的危险。此外，目前大多数肿瘤治疗中心应用的放疗外照射机器都是直线加速器，只有在接通电源的情况下才产生射线，而且这些射线受到非常好的控制，操作人员、公众都是非常安全的。当然，在需要接触这些射线时，操作人员会告诉您防护方面的知识。所以，大可不必在医生告知需要进行放疗时而感到紧张和害怕。

234. 哪些患者不能耐受放疗？

以下两种情况，医生会认为患者不能耐受**根治性放射治疗**：①患者自身情况差，患者体能状况评分<60分；②患者伴有严重的内科疾病，而且该疾病本身比肿瘤对生命更具有威胁时，如严重的心、脑血管疾病等。

235. 应用放疗根治肿瘤需要满足哪些条件？

放疗杀死肿瘤细胞，治愈肿瘤需要满足以下几个条件：①治疗的位置要准确；②照射肿瘤的放射剂量要足够；③照射肿瘤的放射剂量分布要好；④对身体正常的组织要有很好的保护。以上也是放疗根治肿瘤的基本原则。从放疗学科建立之初放疗医生就认识到了这几点，而且一直在努力实现这些目标。但是，由于机器制造技术和计算机控制技术的限制，放疗经历了常规放疗技术、三维适形放疗技术、调强放疗技术和图像引导调强放疗技术等阶段。而且，这种进步是加速发展的，常规放疗技术已经有100多年的历史了，最近20年，后三种技术迅速发展，并且在世界范围内迅速推广。

236. 什么是伽马刀？

伽马刀是根据立体几何定向原理，借助于MR、CT、DSA等影像学技术，选择性地将颅内的正常组织或病变组织确定为治疗靶点，使用安装在半球状金属屏蔽系统内的^{60}Co（俗称钴60）产生的伽马射线对预选靶点进行一次性连续大剂量的聚焦照射，使之产生坏死，达到治疗疾病的目的。伽马刀具有定位精确、治疗时间短、没有重复摆位误差等优点。照射靶点接受的剂量非常高，而边缘剂量陡然降低。正是这种大的剂量反差保证了靶点外正常机体组织仅受到最小损伤，且损伤大多能及时修复。它最早应用于治疗脑动静脉畸形、垂体瘤等良性疾病，并取得了较好的治疗效果。1989 年 Pozza 等首次将伽马刀应用于胶质瘤的治疗。它应用的理论及经验是从脑部良性疾病中得来，传统放疗的原理是利用肿瘤组织与正常组织对放射线的敏感度不同，采用小剂量分次治疗的方法，杀死对射线敏感的肿瘤组织，而正常组织得以保全。因此，全脑放疗适用于治疗对射线敏感的恶性肿瘤，而伽马刀更适合体积较小的病变。

237. 采用伽马刀治疗有哪些优点？

与传统开颅手术相比，伽马刀治疗具有以下优点：①无感染、出血等危险；②术后无或仅有极其轻微的并发症；③住院周期短甚至无需住院。对于单次大剂量放射治疗的剂量，病灶的中心剂量多在 25～55Gy（射线剂量单位）。

238. 什么是 X 刀？哪些患者适合用 X 刀治疗？

X 刀也叫光子刀，是继伽马刀之后迅速发展起来的立体定向放疗技术。其原理与伽马刀类似，只是放射源及放射线不同，伽马刀的放射源是 ^{60} 钴，产生的是伽马射线；而 X 刀的放射源是医用直线加速器，产生的是 X 射线。X 刀除具有不开刀、不流血、无痛苦、无风险等与伽马刀类似的优点外，还可以像常规放疗一样分割照射，使射线的不良反应更低。对肿瘤体积较小，直径在 3 厘米以下的肿瘤，特别是多中心、多发的肿瘤，应用 X 刀治疗效果较好。

239. 什么是射波刀？哪些患者适合用射波刀治疗？

射波刀由美国斯坦福（Stanford）大学医疗中心脑外科副教授约翰·阿德尔与 Accuray 公司于 1992 年合作研发的，1994 年投入使用，1997 年 Adler 教授首次介绍其临床应用。它是新型的大型立体定向放射治疗设备，采用计算机立体定位导向，自动跟踪靶区，无须使用固定头架或体架。其精确放疗的良好疗效，为临床治疗肿瘤提供了一种全新的方法。射波刀是真正意义上的治疗全身肿瘤的刀，是唯一兼容放射外科和放射治疗两种功能的设备。我国只有个别医院应用。它的优越性能使之可以应用于全身大多数部位的肿瘤和血管畸形：颅脑、脊髓、肺脏、肝脏、胰腺、前列腺、乳房及全身骨骼的肿瘤，特别在脑脊髓病变方面，更显示出其不可替代的作用。

240. 什么是质子刀？哪些患者适合用质子刀治疗？

质子刀是指应用重粒子质子加速器，利用质子在电场中持续加速，达到一定速度和能量之后，对特定标的物内在某一深度位置释放大量能量，以达到对特定深度区域进行破坏的目的。原因是其携带的能量较大，治疗效果较显著。在实际治疗时，将质子刀以三度空间对位瞄准患者的肿瘤位置，透过携带能量的质子在特定深度会释放大部分能量，以达到破坏肿瘤细胞，乃至最后消除肿瘤的目的。比起传统的 X 线放射性治疗或伽马刀、光子刀等治疗，质子刀治疗对病灶区周边正常细胞的伤害小很多，相对不良反应也较少。质子刀治疗为目前全世界最先进的肿瘤放疗技术，但以质子刀为主要设备的质子治疗中心因为设置费用非常昂贵，在我国应用尚少。

241. 放疗后什么时候复查？复查时需要查哪些项目？

脑瘤患者接受治疗后对复查有些具体的要求，一般放疗后1个月复查，观察肿瘤消退情况和正常组织恢复情况，以后2年内每3个月复查一次，2年以后每半年复查一次，5年以后每1年复查一次。有症状复发或异常情况出现时，应及时到医院进行复查。

复查的项目与治疗时的检查项目基本一致，有特殊提示时，会给予一些特殊的检查。

242. 放疗后肿瘤复发了应该注意什么问题？

放疗后肿瘤复发了，需要搞清楚以下问题：原来是什么疾病？复发的情况是怎么样的？此次复发距放疗的时间是多长？有没有合并症？放疗后的后遗症明显不明显？然后根据具体情况决定下一步怎么办。对不同的肿瘤复发患者进一步的治疗是有差别的，不能一概而论，应与医生探讨进一步治疗方案。

（四）内科治疗

243. 什么叫化学治疗？

化疗是化学药物治疗的简称，是指用化学合成药物治疗肿瘤及某些自身免疫性疾病的主要方法之一。化疗是一种"以毒攻毒"的全身治疗方法。这类药物主要基于肿瘤细胞较正常细胞增殖更快的特点，通过直接破坏肿瘤细胞的结构或阻断细胞增殖过程中所需的物质来达到杀伤肿瘤细胞的目的。因此，化疗对正常细胞和机体免疫功能等也有一定程度的损伤，可导致机体出现不良反应。

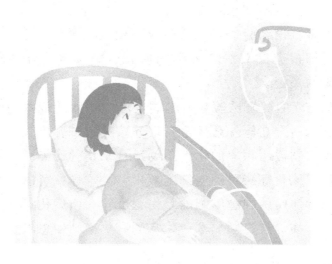

244. 什么是术后辅助化疗？

有些肿瘤患者即使接受了根治性切除手术，甚至是扩大切除手术，术后仍有可能会出现肿瘤复发或转移。目前研究认为这部分患者在原发肿瘤未治疗前就已有肿瘤细胞播散于全身，其中大多数肿瘤细胞被机体免疫系统所消灭，但仍有少数肿瘤细胞残留于体内，在一定环境条件下重新生长，成为复发根源。因此，在手术或放疗消除局部病灶后，若配合全身化疗，就有可能消灭体内残存的肿瘤细胞。这种在根治性手术后进行的化疗叫辅助化疗。目的是杀灭看不见的微转移病灶，减少复发或转移，提高治愈率，延长生存期。

245. 化疗的药敏试验是什么意思？

由于化疗药种类较多，不同药物对不同患者肿瘤细胞敏感性差异很大，而且不同患者个体会对不同的化疗药产生耐药现象。现在临床多根据经验选择术后化疗药物，存在盲目性，总体有效率不高，据报道仅 12%。因此如何有效地选择化疗药物是决定化疗效果的关键。

脑瘤化疗的药敏试验是将脑瘤手术中切除的标本与常用的化疗药物混合后，在体外环境进行培养，观察细胞生长情况。细胞生长受到抑制说明相应的化疗药物适合杀伤肿瘤细胞，而细胞继续生长说明该化疗药对肿瘤细胞效果差。这样就可以区分不同化疗药对患者体内的肿瘤细胞的杀伤程度，在术后化疗期间可以选用敏感的药物。这将增加术后化疗的有效率，使患者更多获益。

246. 都说化疗很伤身体，医生建议术后进行化疗，可以不做吗？

必要的术后辅助化疗能够减少复发或转移，延长生存期。虽然有不良反应，但总体是利大于弊。对于大多数肿瘤而言，目前尚没有能够替代辅助化疗的方法。如果医生建议进行术后辅助化疗，最好是采纳医生的建议。当然，患者有权决定是否接纳，但前提是充分了解拒绝辅助化疗可能带来的后果。

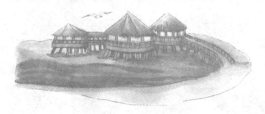

247. 应该如何选择进口药物和国产药物？

进口药物和国产药物都是经过国家药监局审批的正规药物，只要是同一种药物，其成分是一样的，理论上作用也应该是一样的。但进口药物和国产药物在制作工艺上有区别。仿制药品用于临床前有关部门会比较国产药物与进口药物的疗效与不良反应，一般不会有很大差别，否则就不会被批准在国内使用，但经常会在临床发现患者或家属给予进口药物特别的含义。究竟怎么选药，患者有很大的发言权，就像国产电视机和进口电视机一样，患者主要根据自己经济状况或其他因素来选择。

248. 什么是一线化疗？什么是二线化疗？

通常第一次化疗时采用的化疗方案叫一线化疗。这个化疗方案往往是经过长时间的临床研究显示对大多数患者疗效最好，且可以重复的治疗方法，不良反应相对能接受，价格也能够接受的性价比最高的化疗方案。但没有一个药物或治疗方法是永远有效的，几个周期一线化疗后如果不管用了就不能再用了，再换的另一种化疗方案叫二线化疗。多数情况下，一线化疗的效果要好于二线化疗。换句话说，也就是越到后面有效率越低。所以您会发现，医生选择药物的时候，往往把有效率高的药物放前面，而且往往是联合用药。到二线化疗后，如果患者的一般状态不是很好，就会用一种化疗药物进行治疗。有些患者总觉得应该把好药留在后面用，就像中国人常说的要"留一手"，其实这种想法只是一种美好的愿望。化疗后由于药物不良反应的累计，患者往往不能再耐受化疗，或耐受性差了，很难再接受强烈的治疗。所以，一定要听医生的建议，合理接受治疗。

249. 什么是化疗耐药？

化疗耐药是肿瘤治疗中的一个难题，分为两种情况，一种是先天耐药，指一开始就没有效；另一种是继发耐药，就是开始的时候管用，接着用就"不好使了"。这时候一般需要换药。化疗耐药是不可避免的。一种药物耐药后，对与其结构类似的另一种药物也会有交叉耐药。更不好理解的是，对跟其结构不同的药物可能也会产生耐药。换用靶向药物有可能获得一定效果。

250. 为什么大多数化疗方案需要联合几种化疗药进行？

化疗药物按照机制分成很多种，在治疗中多选几种药物联合使用，当然偶尔也单独使用。肿瘤细胞在其生长过程中经历分裂、增殖，在细胞分裂增殖过程中会出现很多生物学过程，人为把它分成几个期别。有的药物能够在多个期别都起作用，而有的药物则只针对细胞的个别期别。很显然针对多个期别的肿瘤细胞如果能够联合使用多种化疗药物，可以产生比单个药物更高的疗效，同时可以分散各个药物的不良反应，以免某个方面的不良反应太明显。

251. 化疗期间饮食应注意些什么？需要忌口吗？

化疗中应注意饮食问题，尤其是我们中国人，对此非常重视。但是现实中对这个问题的认识存在着许多误区。受传统思维的影响，人们有很多奇怪的认识，例如忌口的问题：治疗中不能吃无鳞鱼、不能吃蛋白质、不能吃羊肉等；还有的患者认为应该使劲补，天天补品不离口。这些现象和传统思维方式有关。受食物影响的疾病其实并不多，如食用海产品对甲亢、食用过多的淀粉或含糖的食物对糖尿病、饮酒及海鲜火锅等对痛风等会有影响，鱼、肉类食物对肿瘤并没有影响，一些不实的传言并没有证据支持。设想一个肿瘤患者本来身体就受到疾病的困扰，常出现营养不良，如果再不及时补充营养则会对患者的病情造成消极的影响。化疗期间患者常有**胃肠道反应**，如恶心、呕吐、食欲不好等，这时饮食应该清淡，但应富含营养，并且应服用一些纤维素以帮助患者解决便秘问题。化疗过后休息阶段可以再适当地增加营养。有人认为应多食补品，补品是什么？其实只是个概念而已，有些补品含有激素，对患者不见得有益，只要患者有食欲，正常的饮食就是最好的补品，花同样的钱可以获得更多的回报。

252. 输注不同化疗药物时，患者应注意哪些？

使用化疗药物前、中、后患者应该注意的问题很多。要积极配合医生的安排，争取获得最大的治疗效果，并将不良反应控制在可以接受的范围之内。一般来讲化疗前应该早早休息，不熬夜，不管您是看奥运赛事、打牌还是与人彻夜长谈体会人生都不应该，这会直接影响次日对药物的耐受性；另外，有些药物还要求同时口服一些药物：如抗过敏药、防水钠潴留（水肿）药物、防止出现严重不良反应的药物；化疗期间应该进食一些富含营养、易消化且**富含纤维素的食物**；有些需要水化加快代谢的药物，在用药当天还需大量输液；还要经常和医生沟通，询问注意事项。

253. 化疗周期是指 1 周吗?

化疗周期是指每次用药及其随后的停药休息期到下一次化疗开始用药时的间隔时间。化疗方案不同,化疗周期长短不一。化疗周期的长短一般是根据化疗药物的**药代动力学**特点和肿瘤细胞的增殖周期来决定的。根据化疗药物不良反应及人体恢复周期,从给化疗药的第 1 天算起,至第 21 天或 28 天,即 3~4 周称为一个周期。

254. 什么是化疗方案?

当肿瘤专科医生给肿瘤患者实施化疗时,会针对不同的肿瘤类型、患者当时的身体状况和既往的治疗情况选择合适的化疗方案。化疗方案通常是一种或几种化疗药物的联合应用。为什么将几种药物联合应用呢?因为化疗的主要目的是最大限度地杀伤肿瘤细胞,同时还要减少化疗药物对人体正常细胞的不良反应,因此医生会考虑药物对肿瘤细胞的杀伤力、药物的不良反应、对肿瘤期的影响,还有患者的耐受情况,从科学的化疗方案中选出最优的方案进行治疗。

255. 化疗是天天做吗?

化疗方案是 3 周 1 个周期,要化疗 4 个周期,是否需要在医院治疗 12 周,也就是 3 个月吗?不是,化疗的 1 个周期包括了用药的时间和休息时间。在一个周期中不是每天都用化疗药,大部分化疗药物在每 21 天或者 28 天里只有前 3~5 天用化疗药物,其余时间休息。某些靶向药物使用的时间会相对较长,如重组人内皮抑素就需要连续使用 14 天，每天用药 4 小时。药物使用的频率是根据其不良反应、代谢时间及人体恢复周期决定的。总的来说，不论什么样的治疗方案，每个周期都会有一定的休息时间。

256. 治疗颅内生殖细胞瘤用化疗还是放疗？

生殖细胞瘤对放、化疗都敏感，都可选择，由于 12 岁以下儿童接受放疗会严重影响其生长和发育，因此对儿童多推荐化疗。成人患者化疗与放疗效果都很好。可根据患者身体状况和经济因素选择最便捷的方案。

257. 治疗中枢神经系统淋巴瘤用化疗还是放疗？

淋巴瘤作为全身性疾病，可能中枢神经系统原发，但也可影响其他组织器官，因此作用于全身的化疗仍是首选。对仅有个别器官侵犯的患者，也可以选择在局部放疗，但也应联合化疗。

258. 什么是术中化疗？

手术中在肿瘤内或肿瘤切除后的瘤腔内放置含有化疗药物的胶囊或含化疗药的溶液，使手术区局部有高浓度的化疗药作用，进一步杀灭肿瘤细胞，防止肿瘤复发。目前 BCNU 胶囊已被美国食品药品管理局批准进入临床，并被美国国立综合癌症网络列入恶性脑胶质瘤治疗规范，也有多个国际临床试验证实术中化疗有效。

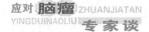

259. 什么是脑瘤的介入化疗？

介入化疗是指通过脑动脉造影，动脉内注射化疗药物。由于化疗药物到达肿瘤靶区需通过血脑屏障，动脉内注射化疗药物，可使靶区浓度明显增高，目前用于动脉内注射的主要有铂类和长春新碱。

260. 什么是鞘内化疗？

鞘内化疗指通过腰椎穿刺，将化疗药物注射入腰大池，通过脑脊液循环将药物输送至脑内。鞘内化疗可使脑脊液系统含高浓度化疗药，除治疗作用外还有预防肿瘤细胞播散转移的作用。目前用于鞘内注射的化疗药主要有 MTX（甲氨蝶呤）、阿糖胞苷。

261. 胶质瘤化疗有哪些药？

目前胶质瘤化疗最常用的是替莫唑胺方案，口服依从性较好，全身不良反应较轻，可透过血脑屏障，因此作为首选药。另外亚硝脲类、卡莫司汀、福莫司汀、VP16、卫萌等静脉药物由于通过血脑屏障较好也被用于治疗胶质瘤，铂类对胶质瘤细胞杀伤性也很好，但通过血脑屏障能力差，常被用于二线用药。

262. 脑转移瘤化疗怎么选择方案？

转移瘤的化疗方案应主要参考原发病灶的化疗方案，如肺小细胞癌脑转移，就应以肺小细胞癌的化疗方案为主，但可以加用一种透过血脑屏障的化疗药，如卡莫司汀、卫萌、替莫唑胺等。

263. 什么是血脑屏障？

血脑屏障是指介于血液和脑组织之间的屏障。它对物质有选择性通过或阻碍作用，它由脑的连续毛细血管内皮及其细胞间的紧密连接、完整的基膜、周细胞以及星形胶质细胞脚板围成的神经胶质膜构成，其中内皮是血脑屏障的主要结构。脑毛细血管阻止大分子物质由血液进入脑组织的结构，从而使脑内环境相对稳定，较少受外界影响和侵害。

264. 血脑屏障和化疗有什么关系？

血脑屏障使得一些药物无法经血液进入脑组织，化疗药物通常注射进入血液，通过血液循环带至全身，大部分化疗药物因无法通过血脑屏障，使脑组织内化疗药物浓度极低，达不到治疗剂量，而对脑肿瘤无效。

265. 哪些药能通过血脑屏障？

少部分小分子、脂溶性和一些特殊载体类化疗药可透过血脑屏障，常被用于脑瘤的化疗。

常见的有亚硝脲类和鬼臼碱类药物，如卡莫司汀、卫萌、替莫唑胺等。

266. 术后什么时候开始化疗?

术后化疗应在早期开始，越早越好，因为术后早期术区的血脑屏障尚处于开放状态，理论上化疗效果最好。一般脑瘤术后如需化疗应在 2 周内开始第一疗程。但也要结合患者情况综合考虑，昏迷、电解质严重紊乱的患者不宜化疗。

267. 如何正确对待化疗，消除恐惧?

由于化疗有恶心、呕吐、腹泻、脱发、肝功能损害以及白细胞数减少等不良反应，不少患者认为化疗会削弱已经患有重病或刚经历大手术创伤的身体，得不偿失，因而拒绝化疗。其实，在目前对肿瘤的有效治疗手段中，手术及放疗均是局部治疗手段，唯有化疗才是全身性治疗。当然中医药或免疫治疗等也是全身治疗，但就其对肿瘤细胞的杀伤性而言，远不如化疗。

肿瘤患者应该避免盲目的化疗，应该找有资质的肿瘤内科医生制订化疗方案。而对于由化疗而引起的呕吐、脱发、白细胞下降等不良反应，目前可以通过止呕药、升白细胞药、保护肝肾功能的预防措施等，得以较好的控制。有些患者在化疗前给予止呕药甚至不会出现呕吐的反应，脱发患者化疗后头发还可以再生，所以完全不必惧怕化疗。

268. 是不是化疗的不良反应越大疗效越好?

只要化疗，不良反应几乎不可避免。不能根据化疗不良反应的程度判断化疗效果；并不是化疗不良反应越大效果越好、没有化疗不良反应就没有效果。化疗成功与否，很大程度上取决于如何解决好疗效与不良反应之间的关系。不同个体对药物的吸收、分布、代谢、排泄可能有差异，要密切观察与监测。但也不能为了追求疗效就无止境地增加剂量，在剂量增加的同时，不良反应也在增加。在患者可以耐受的不良反应情况下兼顾最适合患者的最大剂量才是保证疗效的最好方法。

269. 化疗过程中会出现哪些不良反应？

化疗过程中常见不良反应包括**胃肠道反应**（恶心、呕吐）、血液毒性（白细胞数低、血小板低、贫血），**肝肾毒性**（肝肾功能异常）、**神经毒性**（手脚麻木、耳鸣）、皮肤毒性（脱发、脱皮、皮疹、脓疱）、心脏毒性（心慌、心律失常、心绞痛）、乏力等。

270. 如何减轻化疗的不良反应？

目前已经有很多方法预防或减轻化疗的近期不良反应，如化疗前预防用止吐药能减轻恶心、呕吐，白细胞或血小板数降低的患者可以注射升白药或升血小板药物。关节酸痛患者可用芬必得之类的止痛药加以缓解。对**神经毒性**可应用神经营养药如腺苷钴胺等。

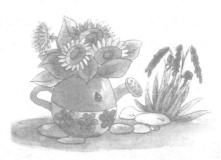

271. 化疗患者为什么会掉头发？头发掉了会再长吗？如果头发掉了该怎么办？

化疗药物进入体内后会抑制组织生长，机体内生长最为旺盛的组织最容易被抑制，这些旺盛的组织常见于骨髓、胃肠道黏膜等，发根也是一个生长极为旺盛的部位，因此也容易被化疗药物所抑制。化疗后一旦发根被抑制就会掉头发，有的人掉得更加明显，甚至眉毛、胡须及其他体毛都掉光。但是当化疗结束后这些抑制毛发生长的因素就逐渐淡出了，发根又会逐渐恢复生长，个别患者重新长出的头发还是卷发，时间久了还是会变成直发。在医院化疗后出现脱发的现象十分常见，别人不会用惊异的目光看您，但在其他场合您可能会感到尴尬。有对患者不了解，也有过多的自我暗示。如果要解决这种现象，可以到商店去购买假发。戴假发不光是患者的专利，您可以随心挑选中意的假发，体会平时不曾尝试的事物。当然随着科技的进步化疗药物正在不断改进，相信治疗后掉头发的现象会逐渐得以改善。

272. 化疗后呕吐怎么办？

呕吐是化疗药物常见的不良反应，以往没有有效的止吐药物，所以用药后呕吐明显，随着化疗后患者呕吐的机制明确后，开发了很多有效的镇吐药物，这些药物极大地缓解了患者的消化道反应，现在已经很少再看到因为长期呕吐而不能坚持化疗的患者了。镇吐药物大多是经静脉途径，也有口服的，可以结合使用，如果还不理想还可以结合激素（地塞米松）治疗。但是这些镇吐药物也有不良反应，如便秘、腹胀等。

273. 化疗后恶心，但又吐不出来怎么办？

化疗后恶心是非常常见的不良反应，一般都伴随呕吐。这种胃肠反应太明显了，患者又受不了。目前都是用镇吐药物如甲氧氯普胺（胃复安）等，该药物使用后呕吐减少了，但又会出现化疗后恶心，却又吐不出来的现象。治疗中可以加强镇吐效果，如加上激素治疗（地塞米松）等办法，最大限度地减轻不良反应。但应该注意的是镇吐药物也有不良反应，如便秘、腹胀等，要综合考虑这些因素，追求治疗的总体效果。

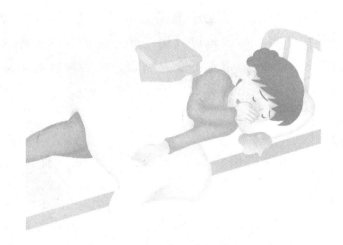

274. 化疗后大便干燥怎么办？

一些患者化疗后会出现大便干燥，主要原因可能是用了镇吐药物。镇吐药可以抑制化疗后的恶心和呕吐，但是镇吐药物有不良反应，如便秘、腹胀等。药物性便秘只要不严重，化疗停止后就会逐渐恢复。如果便秘非常严重就应该在医生指导下使用一些通便药，或使用开塞露等外用药解决问题。但还应该注意化疗期间饮食，应多食纤维素，创造正常的胃肠环境。

275. 化疗后手指和脚趾麻木怎么办？

化疗后有的患者会出现手指和脚趾麻木，这种现象多见于接受了具有**神经毒性**药物治疗后。具有**神经毒性**药物有长春新碱、长春碱、紫杉醇、多西他赛、奥沙利铂等。出现**神经毒性**后首先应告知医生，医生会进行评估，然后按照出现的严重程度调整或修订治疗方案。轻度手指和脚趾麻木是可以承受的，但是超过一定限度，医生经评估后认为应该减量或停止使用**神经毒性**药物。如果出现手指和脚趾麻木也可以用一些相关的营养神经的药物如腺苷钴胺等，但疗效也常常不令人满意，因为神经的恢复时间较长，还是要尽量避免出现严重的**神经毒性**。

276. 化疗后出现口腔黏膜炎和溃疡，有什么办法可以减轻疼痛？

口腔黏膜炎和溃疡是化疗药物的不良反应，甲氨蝶呤等药物最明显。当出现了口腔黏膜炎和溃疡应该告知医生，在经检查后可以做相应的处理。口腔溃疡需要患者保持口腔卫生，饭后口腔中不要残留很多食物残渣，多漱口。目前有些漱口液可帮助溃疡愈合，还可以用含有中性粒细胞及巨噬细胞集落刺激生物因子（一种升白细胞药物）的液体漱口，因为这种药物可以促进伤口愈合。还可以局部外用麻醉药物镇痛，帮助患者进食。

277. 化疗多长时间可以看出疗效？

不同的肿瘤对化疗的敏感性不一样，有的肿瘤如果有效会很快就看到疗效，如生殖细胞瘤、淋巴瘤等。但大多数肿瘤要评估疗效需要做两个周期后再进行，过早评估疗效很可能会"冤枉"一些治疗，因为还没有看见肿瘤体积出现明显变化，但是也不能等得时间太长，那样如果无效的话也会耽误治疗。

278. 怎么才能知道化疗药物是否有效？

相信每位患者在化疗前都会做一些检查，这些小检查可起着大作用。从第一次开始使用化疗方案起，大部分方案进行一段时间后会再次做一些辅助检查，如 MRI、CT 检查等，医生会结合相应症状的减轻程度，综合评估化疗药物是否有效。

279. 化疗期间可以上班吗？

随着医学领域的不断发展，肿瘤已渐渐脱离了"谈虎色变"的窘境。现在的化疗不再是"死去活来"，如果化疗反应不大，一般情况允许，在化疗间歇期是可以工作的。但也要看您的工作性质，如果是强体力劳动，最好还是避免，因为化疗间歇期难免会出现**骨髓抑制**，这时免疫力是相对低下的，适当的休息与睡眠有利于免疫力的恢复，也可以降低感染风险。如果是办公室工作，不会过度劳累，影响不大的，自己酌情协调好。

280. 如何判断患者是否可以耐受化疗？

化疗过程中可能会出现许多不良反应，或者只出现部分，也可能没有任何不良反应出现。这些取决于化疗药物的种类和剂量，以及不同机体对化疗药物的反应。不良反应的持续时间主要取决于身体状况和所采用化疗方案。正常细胞一般在化疗结束后会自我修复，所以大多数不良反应会在化疗结束后缓慢消失，极少的会持续较长时间。在每个化疗方案实施前，医生和护士都会询问患者很多看似"不相关"的事情，如有没有高血压、糖尿病、胃溃疡等基础疾病，有没有抽过烟、喝过酒，有没有食物或者药物过敏，可不可以爬上3楼，中间需要休息几次，甚至是身高和体重等，这些问题都可以判断患者当时的体力状况，再去选择可以耐受的合适方案，每位患者的药物剂量都是根据身高、体重算出来的，是不一样的。

281. 化疗中出现白细胞减少应如何处理？患者应注意哪些问题？

化疗过程中白细胞减少会导致被迫减量或停用化疗，近期容易造成严重感染。如果白细胞数低于 $1.0 \times 10^9/L$ 持续 5 天以上，发生严重细菌感染的机会明显增加。这个时候可以根据白细胞数降低的程度选择合适的药物，如果白细胞数略微降低，可以口服升白药物，当白细胞下降程度较重时应该使用一些粒细胞集落刺激因子。

化疗结束，回家休息的过程中出现白细胞减少时一定要注意自我保护，一旦发现白细胞数开始降低，及时与主管医生联系，密切监测白细胞数量情况，并注意保暖及休息，避免着凉，避免过度接触人群，降低感染风险。

282. 化疗中出现血小板减少应如何处理？患者应注意哪些问题？

血小板减少会引起出血时间延长，血小板计数的正常值为（100～300）×10^9/L。理论上当血小板数<50×10^9/L时，会有出血危险，轻度的损伤可引起皮肤黏膜的淤点；当血小板数<20×10^9/L时，出血的危险性增大，常可以有自发性出血，需要预防性输入血小板；血小板数<10×10^9/L时容易发生危及生命的脑出血、胃肠道大出血和呼吸道出血。化疗中出现血小板减少引起的严重出血并发症并不多见。有出血倾向的，应给予输注血小板以及止血药物；没有出血倾向者，若血小板数>20×10^9/L，应该卧床休息，避免磕碰，使用一些血小板生长因子等药物，观察病情。

283. 化疗中出现贫血应如何处理？患者应注意哪些问题？

血液中红细胞为全身各种组织器官提供氧气，当红细胞数太少不能向组织提供足够的氧气时心脏"工作"就会更加努力，让您感到心脏搏动很快。贫血会使您感到气短、虚弱、眩晕、眼花和明显乏力等。根据贫血程度，医生会给予重组人促红细胞生成素、口服铁剂、维生素，甚至输红细胞悬液加快贫血的纠正。在药物治疗的同时患者也需要足够的休息、减少活动、摄入足够的热量和蛋白质（热量可以维持体重，补充蛋白质可帮助修复治疗对机体的损伤）、缓慢坐起与起立。

284. 为什么有人化疗效果很好，有人化疗效果不好？

化疗的效果主要跟肿瘤对药物的敏感性有关。有没有效主要取决于肿瘤的特点以及个体间差异。如同样是脑胶质瘤4级，有的化疗效果很好，化疗后肿瘤会明显缩小甚至消失；有的化疗效果就没那么好，这是患者个体间差异造成的。

285. 如果化疗效果不好，应该怎么办？

化疗效果不好的时候，最好跟主治医生沟通，分析可能的原因。对于某种肿瘤患者来说，即使采用目前最有效的方案，仍有一部分患者无效。由于影响化疗疗效的因素很多，对某个特定的患者而言，目前又没有特别有效的方法提前预知哪些化疗方案是有效的，哪些是没有效的，只能通过化疗以后才知道效果如何。当然，化疗也不是完全盲目的，有经验的医生会根据患者肿瘤的特点，选择最适合的化疗方案。万一该方案无效，也会分析治疗失败的原因，提出下一步的合适治疗方案。

286. 如果多种化疗方案均无效怎么办？

如果多种化疗方案均无效，可以参加新药的临床试验。参加临床试验是一种机会，虽然不确定的东西会多一些。如果没有任何治疗机会，也可以考虑中医等治疗。并根据患者的状态给予最佳支持治疗，针对不舒服的地方做局部治疗，如脑放疗等。如果经济允许，可试用靶向治疗。

287. 什么是靶向治疗？

分子靶向治疗是指药物进入体内会特异地选择与分子水平上的致癌位点结合发生作用，使肿瘤细胞特异性死亡，而不会波及肿瘤周围的正常组织细胞。所以分子靶向治疗又称为"生物导弹"，一般只对肿瘤有抑制作用，而对正常组织没有不良反应，其特点是高效、低毒，是一种理想的肿瘤治疗手段。

288. 靶向治疗药物属于化疗吗？

靶向治疗本质上属于一种生物治疗，不属于化疗，两者之间存在本质的区别。传统意义的化疗药物主要指细胞毒药物，它们是一种具有杀伤性的化学物质，除了对肿瘤细胞具有杀伤作用外，对于许多同样分裂旺盛的正常组织细胞也有毒性，如白细胞、血小板、胃肠道黏膜、毛囊等。所以化疗往往会造成一些相关的不良反应，如白细胞数下降、血小板计数下降、恶心、呕吐、脱发等。靶向治疗药物理论上只针对肿瘤细胞，对正常组织没有作用，所以往往不会出现化疗相关的不良反应。

289. 化学治疗和生物靶向治疗能相互替代吗？

化疗和靶向治疗都是抗肿瘤治疗方法，各有特点。化疗就像炸弹，不分敌我，对肿瘤和正常组织都有杀伤，只要是生长比较快的组织都会受到影响，因此毒性大，主要表现在**胃肠道反应**和血液毒性。而靶向治疗就像导弹，定位准确，但必须有目标。因此需要先做必要的检测，看有没有相应的靶点。靶向治疗药物的毒性相对小，主要表现为皮肤毒性和腹泻，抗血管生成的靶向药物还会影响血压等。选择化疗还是靶向治疗需要根据不同病种、疾病的不同时期、检测靶点的不同以及患者的经济状况等综合考虑。

290. 临床上应用的分子靶向治疗药物有哪几类？

根据药物的作用靶点和性质，可将主要分子靶向治疗的药物分为以下几类：①小分子**表皮生长因子受体（EGFR）**酪氨酸激酶抑制剂，如吉非替尼、埃罗替尼；②抗表皮生长因子受体的单克隆抗体，如西妥昔单抗；③抗原癌基因人类表皮生长因子受体2的单克隆抗体，如曲妥珠单抗；④抗**血管内皮生长因子**受体（VEGFR）抑制剂，如索拉非尼、舒尼替尼、阿昔替尼、帕唑帕尼、贝伐株单抗；⑤雷帕霉素靶蛋白激酶抑制剂，如依维莫司、替西罗莫司；⑥抗CD20的单克隆抗体，如利妥昔单抗等。

291. 治疗脑肿瘤有哪些靶向药物？

治疗脑瘤的靶向药物有以下几种：雷帕霉素（西罗莫司）及其拟似物替西罗莫司治疗胶质母细胞瘤；表皮生长因子酪氨酸激酶抑制剂厄洛替尼、埃克替尼；基质金属蛋白酶抑制剂TNMPS，Bryostatins（尚在临床试验期国内未上市）。

（五）中医治疗

292. 中医在肿瘤治疗中有哪些优势？

手术、放疗、化疗在中医看来皆是"祛邪"的手段，这些治疗方法在最大程度地减少肿瘤负荷，杀灭肿瘤细胞的同时，不可避免会损伤正气，使患者免疫功能受损、抵抗力下降。中医认为恶性肿瘤属于正虚邪实的疾病，治疗过程中强调整体观念、辨证论治，一方面要"扶正"，一方面要"祛邪"，重在扶正固本，兼以祛邪。虽然中医药直接抗肿瘤作用不及放化疗，但能够减轻放、化疗引起的恶心、呕吐、食欲减退、乏力、白细胞减少、免疫功能下降等不良反应，改善患者症状、提高生存质量。现代中药药理研究发现许多中药正是通过调节肿瘤患者的机体免疫功能达到抑制肿瘤的目的，特别是补益类及活血类中药。在恶性肿瘤治疗中，中西医各有优势，不能互相替代。

293. 中药有抗癌药物吗？

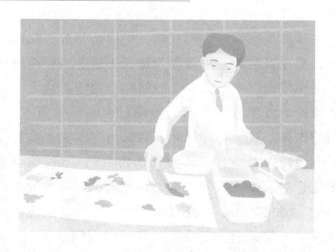

中医治疗肿瘤的常用药物种类繁多，包括扶正固本、清热凉血、理气解郁、化痰散结、活血化瘀、以毒攻毒等。按照中医传统理论和中药学知识来分析，并没有所谓的专门"抗癌"中药。随着现代中药药理学研究不断深入，逐渐发现一些中药（或者中药单体成分）对癌细胞具有一定的杀伤和抑制作用，也就出现了抗癌中药的说法。这类具有抗癌作用的药物，往往被多数人直观地理解为具有杀伤癌细胞作用的中药，甚至被拿来与化疗药物类比，这种观点并不准确。大家平时所说的抗癌中药，主要是狭义上的抗癌中药，专指以毒攻毒类药物。其实，具有抗癌作用的中药既包括以毒攻毒类药物，也包括扶正固本类药物和各种清热解毒、化痰散结、活血化瘀类药物，这些都属于广义上的抗癌中药。

294. 中医药配合放、化疗能同时进行吗？

许多患者和家属会有这样的疑问：中药与放疗或化疗药物会不会有冲突？会不会影响放、化疗的效果？它们能同时进行吗？多年来，大量的临床实践告诉我们，中医药与放、化疗之间不会发生冲突，截至目前没有患者因为接受中医药治疗而降低放、化疗效果的确切依据。中医治疗是肿瘤综合治疗方法之一，适用于肿瘤患者治疗的各阶段。在不同阶段，中医药扮演不同的角色、发挥不同的作用。放、化疗期间，西医治疗方法是抗肿瘤治疗的主力军，其治疗本身具有较强的"杀伤力"，不仅能够杀死、抑制肿瘤细胞，对人体正常的细胞也会带来不同程度的损伤，表现为骨髓功能、消化系统、神经系统等方面的不良反应。此时中医治疗处于辅助地位，侧重于为放、化疗"保驾护航"。通过益气扶正、填精养血、调理脾胃等治疗方法，改善或减轻患者乏力、失眠、恶心、呕吐、食欲减退、便秘、手足麻木、**骨髓抑制**等不良反应，目的在于使患者的放、化疗得以较顺利的进行，所以并不以抗肿瘤为主要治疗方向，也不建议过多使用以毒攻毒的抗肿瘤中药。

295. 中医药治疗肿瘤的基本治法是什么?

《内经》提出"正气存内,邪不可干"的观点。从中医角度看,疾病的发生,特别是恶性肿瘤的发生与正气虚弱关系十分密切。古人认为"壮人无积,唯虚人则有之",表明古人很早就认识到正气虚损是肿瘤形成的基本病机。现代医学也认为人体自身的免疫功能的强弱与肿瘤发生发展关系紧密相关。"扶正固本"是中医治疗肿瘤的关键,无论某种恶性肿瘤的病位、病性如何,扶正固本是治疗的重中之重,贯穿于治疗全过程。临床中,分析不同脏腑的虚损状况,辨别阴阳气血的盛衰,进而根据病程长短、病情轻重、体质、年龄、性别、季节等因素,综合调治。古人云"形不足者补之以气,精不足者补之以味",针对不同的虚损情况采用不同的补益方法,才能真正取得补益、滋养的效果。中医认为四时百病以胃气为本,脾胃为后天之本、生化之源。脾胃强弱与否到全身脏器功能之盛衰。扶正补益时不仅要补肾还要健脾,能多进饮食,自然能化生气血津液。

296. 有哪些常用的滋补食物?

食疗所用的食物以平性居多,温热性次之,寒凉性食物最少。常用的平性食物有赤小豆、黑豆、木耳、百合、莲子、菜花、土豆、鲤鱼、山药、桃子、四季豆等;温热类食物有牛肉、羊肉、鸡肉、虾肉、蛇肉、黄豆、蚕豆、葱、姜、蒜、韭菜、香菜、胡椒、红糖、羊乳等;凉性食物有猪肉、鳖肉、鸭肉、鹅肉、菠菜、白菜、芹菜、竹笋、黄瓜、苦瓜、冬瓜、茄子、西瓜、梨、柿子、绿豆、蜂蜜、小米等。药粥是食疗的重要方法之一,简便易行,效果卓著。常选用粳米或糯米为原料,二者具有健脾益气、滋补后天的作用，常常与山药、龙眼、大枣、莲子、薏米等可食用的中药同煮成粥，不仅增加补养脾胃的功效，而且能够增添药粥的色、形、味。气虚者，可以选用党参、黄芪、茯苓、薏米、大枣、莲子等药物；阴虚者，可以选择太子参、石斛、枸杞、百合、荸荠等药物；胃热者可以选用竹叶、生地、麦冬、白茅根等药物。

297. 放、化疗后练习气功是否有益？

气功是具有广泛群众基础的养生保健锻炼方法，也是传统中医药学的重要组成部分。练习气功时强调要充分放松身体和情绪，注重呼吸、意识的调整，与身体活动保持协调，有利于调节生理功能、减轻心理压力，这一点对于配合肿瘤患者的治疗康复来说是有益的。需要特别注意的是，应在各类气功中选择动作幅度较小、难度不大的功法，切忌练习体力要求较高、动作繁复的功法，以免加重身体负担。选择哪一种气功，练习多长时间，一定要根据自己的疾病状况，以及对身体起到的作用来确定。

298. 冬虫夏草、海参等营养品对肿瘤患者有益吗？

冬虫夏草作为一种传统的名贵滋补中药材，既不是虫也不是草，是麦角菌科真菌——冬虫夏草寄生在蝙蝠蛾科昆虫幼虫上的子座及幼虫尸体的复合体。虫草体外提取物具有明确的抑制、杀伤肿瘤细胞的作用。中医认为冬虫夏草性味甘、温，归肺、肾经，功能补虚损、益精气，又能平喘止血化痰。冬虫夏草药用价值很高，具有阴阳双补的特点，尤其擅长补益肺、肾两脏，药性较平和，除了感冒、有实热等情况外，普通人群多数都可服用，且各种全年均可服用，冬季最佳。传统服用方法是煎煮内服，可以入丸、散，或研末食用，也可以泡酒、煲汤、煮粥服用。需要强调的是，无论哪种方法均应连渣服用，最大程度保证有效吸收。海参是常用的食疗补品，主要作用是益精养血、补虚损，常常被当做术后、产后、久病等身体虚弱者的营养品使用，其营养价值较高，也具有一定的药用价值。肿瘤患者可以服用，但不建议大量、长期服用。肿瘤患者在正常饮食能够得到保证的情况下，间断服用海参即可。需要注意的是，急性肠炎、感冒、平时大便溏泄者不适宜食用海参，避免加重病情或者使疾病迁延不愈。

（六）正在探讨的其他治疗方法

299. 什么是基因治疗？

基因治疗是通过病毒或其他载体，将能够逆转或破坏肿瘤恶性表型的基因导入肿瘤细胞的治疗方法。治疗的重点在于靶向基因的选择和载体的选择上。目前，主要的靶向基因有：p53 基因及 EGFR 基因，编码前活化酶的基因如单纯疱疹病毒胸腺嘧啶脱氧核苷激酶基因，某些免疫反应调控基因如白细胞介素-2 基因、白细胞介素-4 基因、干扰素-β 基因，多药耐药基因等。而常用载体有反转录病毒、腺病毒、脂质体、质粒 DNA 等。

300. 什么是免疫治疗？

免疫治疗通常包括针对肿瘤特异性抗原的单克隆抗体治疗、细胞因子及过继性免疫治疗和主动性免疫治疗。针对肿瘤特异性抗原的单克隆抗体治疗，主要针对恶性胶质瘤表面高表达抗原，选择特异性较强的单克隆抗体，与毒性基质相结合，如放射性同位素或细胞毒性物质，从而使这些毒性基质被选择性呈递至肿瘤细胞，达到特异性杀伤肿瘤细胞的效果。

301. 什么是生物治疗？

生物治疗是一个广泛的概念，涉及一切应用生物大分子进行治疗的方法，种类十分繁多。从操作模式上分为非细胞治疗和细胞治疗。生物治疗的前沿技术有生物细胞免疫治疗、基因治疗、肿瘤干细胞靶向治疗等。目前临床较成熟的是生物细胞免疫治疗，生物细胞免疫治疗是一种新兴的、具有显著疗效的肿瘤治疗模式，是一种自身免疫抗肿瘤的新型治疗方法。

302. 什么是神经导航技术？

神经外科手术，尤其是开颅手术的成败与优劣，很大程度上取决于术前对病灶的定位及术中病灶搜寻技巧的准确性。20世纪70年代出现了CT、MRI、DSA等，使神经外科的整体诊疗水平提高了很大的一个档次。但是在手术的实践中，遇到较小而深的病灶时，神经外科医生还是颇感棘手，稍有不慎，轻则手术大费周折，重则致伤致残。为了避免这种"差之毫厘，谬以千里"的局面，神经导航技术应运而生。神经导航技术实际上是用现代的立体成像技术来引导手术中对病灶定位，特别是小而深的病灶，以便手术医生能选择最理想的径路、减小术野、改善病灶的显露，从而减少手术的创伤，增加病灶全切除的机会，最终提高疗效。这如同大海行船、太空飞行，准确的坐标定位是安全航行所必需的。最早的导航方法有实时超声导航、红外线（热像）导航等。现代成像学兴起后，神经导航主要依赖以下三种技术：①立体定向仪神经导航，即立体定向仪引导神经外科或有框架立体定向神经外科。术前给患者戴上特制的头架，并拍摄 CT、MRI 等，将精确的空间坐标标在影像图片上，术中根据坐标指引定位病变；②MRI 影像神经导航，即 MRI 影像引导神经外科手术或无框架立体定向神经外科。该方法无需术前安装定位头架，属于无创性检查。术中通过特定的感应设备将手术医生操作的位置定位于 MRI 图像上。目前热门的在手术中进行 MRI 检查技术也是属于这种类型；③超声声像神经导航，即超声引导神经外科手术或回声立体定向神经外科。该方法是在打开颅骨后，将超声探头置于脑组织表面，通过图像实时分辨脑组织深部的病灶位置。

303. 什么是神经电生理监测技术？

神经电生理监测技术是在神经外科手术中运用各种神经电生理技术了解神经传递过程中电生理信号的变化，从而协助手术医生实时、全面地监测麻醉状态下神经系统功能。其基本技术包括：① 诱发电位监测；②肌电图监测；③脑电图监测；④脑血流量监测及脑含氧量监测等。神经监测通过上述技术的有机组合，能够及早发现手术造成的神经损害，尤其是在**生命体征**变化之前；同时能够协助术者鉴别不明确的组织。神经监测始于 20 世纪 60 年代，而在手术室常规应用则是在 20 世纪 80 年代的颅底肿瘤手术。目前，神经外科主要应用神经监测来进行皮层功能区定位、颅底肿瘤脑神经监测、脊髓肿瘤皮质脊髓束定位和监测、癫痫等手术中，并尝试在不同语种语言区定位、脑神经核团定位、脑深部核团刺激毁损及电极植入等手术中进行相关研究。

304. 什么是术中唤醒技术？

在神经外科手术中，尤其是在肿瘤侵袭优势半球语言功能区的脑组织的手术中，为了精确地切除肿瘤，同时有效保护患者语言功能，常常需要在开颅后让麻醉状态的患者苏醒。通过麻醉师或手术医生不断与清醒状态下的患者对话，来确定语言区功能的完整性。目前在神经外科该技术已相当成熟。患者术中意识清醒，但相关麻醉药物阻断了患者痛觉。医生通过展示一系列简单的文字和生动的图片，让患者进行辨认，或是让患者背诵耳熟能详的唐诗、绕口令等，实时同步地判断患者的语言功能。该技术对麻醉要求较高，仅在较高级别的医院才能顺利开展。

305. 什么是术中磁共振？

术中 MRI 是神经导航微创神经外科的一项前沿技术。该技术将 MRI 设备整体搬入手术室，把 MRI 检查和手术切除肿瘤有机结合起来，达到诊断和治疗的同步和统一。由于颅脑肿瘤手术中血液、脑脊液使得局部解剖结构难以明确辨认，进行 MRI 检查，如同神经外科医生多了一双慧眼，一边切除肿瘤，一边对手术操作区域定位，同时进行肿瘤切除情况的判断。由于 MRI 检查中不能使用任何磁性物质，该技术对麻醉设备、手术室各种设备器械要求极高，费用也较高，仅在国内少数大型医院建立并开展。

306. 怎样进行脑瘤的康复治疗？

康复期间注意休息，适量活动，尽量不外出，避免到人多的场所，如外出时需有人陪伴，地面勿过湿，防跌倒、摔伤。有肢体功能障碍者，应指导患者用健康的肢体给患肢按摩，帮助患者被动活动肢体，或按摩、热敷，促进肢体的血液循环，减轻功能障碍，防止肌肉萎缩。热敷时注意水温不能过高，以免烫伤。也可根据病情到附近医院理疗科就诊，按照医生的治疗方案进行康复治疗。

307. 什么是支持治疗？

支持治疗一般用于外科手术后，提供患者基本代谢需求，一般局限于营养支持治疗。支持治疗在肿瘤治疗上的运用包括中医、免疫和营养等多方面内容，目的是为改善患者术后机体能量消耗，维持机体平衡，减轻患者放化疗的不良反应，增强患者抵抗力，提高生存质量等。脑瘤患者术后机体处于高分解代谢状态，加之进食不良，机体处于严重负营养状态，不但需要足够的水电解质和能量补给，而且需要补充氨基酸、各种维生素等；部分患者为了促进受损神经功能恢复，需要及时给予营养神经药物。恶性脑肿瘤患者术后放化、疗期间，为减轻治疗反应，给予镇吐、镇痛、改善骨髓造血功能的药物，都是支持治疗的范畴。

308. 什么是姑息性治疗？

姑息性治疗是指对所患疾病已经治疗无效的患者所采取的积极、细心、全面的医疗照顾。对疼痛、其他症状以及心理、社会和精神问题的控制是首要的。姑息性治疗的目的是使患者和家属获得最佳生活质量。姑息性手术是指对原发病灶或其转移性病灶的切除达不到根治的目的，切除肿瘤的目的是防止肿瘤危害生命及其对机体功能的影响，清除某些不能耐受的症状；或用一些简单的手术，防止和解除一些可能发生的症状，目的是提高生存的质量。

309. 溴隐亭是什么药？

溴隐亭主要用于垂体泌乳素腺瘤的治疗，可以减少泌乳素的分泌，恢复下丘脑－垂体促性腺激素的周期性分泌。对女性患者可恢复卵巢对促性腺激素的反应性，消除闭经和不育；对男性患者可消除阳痿和性欲减退。此外溴隐亭还可以治疗帕金森、亨廷顿舞蹈病等锥体外系疾病。溴隐亭可以缩小垂体瘤达原先肿瘤的1/2以上，效果明显，术前应用便于手术切除，术后长期服用可以预防肿瘤复发和高泌乳素血症。溴隐亭不能擅自停药，应遵医嘱服用，并定期复查头颅 MRI 了解垂体情况。若垂体腺瘤女性患者月经恢复后又出现停经 3 天以上，应立即检查是否怀孕，并考虑停药。溴隐亭服药期间的不良反应有恶心、食欲减退、疲乏、直立性低血压等。不同患者对溴隐亭的敏感程度不一，服药前可先进行药物敏感试验。

310. 为什么需要新药？

"有病吃药"这是我们常说的一句话，而且"对症下药"病才有可能治好。但是在肿瘤治疗的过程中，即使"对症下药"了，病还不一定能治好。因为肿瘤细胞太"顽皮"、太"狡猾"

了，它们适应环境的能力非常强，就跟老鼠似的。它们是从我们自己身体中"叛变"出来的敌人，会根据曾经杀伤它的各种手段来改变自己，使自己不被再次攻击，这也就是医生常说的"耐药"。

新药就是以前没有用过的药，肿瘤细胞还不认识它们。我们要不断研制新药来杀死肿瘤细胞，直到把它们从我们的身体中彻底消灭，我们才得以健康生存。

311. 为什么会有新药？

随着人类对癌症认识的不断深入，我们已经找到了许多办法来对抗肿瘤。抗癌药有的是依据细胞周期杀死它，有的从代谢途径抑制它，有的会阻断肿瘤细胞的信号传导、阻断癌细胞的营养供给或者联合使用各种抗癌药来剿灭肿瘤。遗憾的是癌细胞还会产生耐药。近年来，科学家们不断发现在癌细胞生长、扩散过程中新的目标点，即靶点。专家们针对这些靶点研制靶向药物，希望这些药物能够准确杀伤癌细胞，随着我们对癌症认识的增长，会有更多新药被研发出来用于治疗肿瘤！

312. 什么是抗肿瘤新药临床试验研究？

对于任何一个药物，最重要的是了解其安全性和有效性，在临床使用时才有把握。怎么才能了解药物是否安全和有效呢？就必须要通过药物的临床试验研究。药物的临床研究项目越多，研究结果越丰富，对我们了解这些药物就越有利。这也就是说，每个药品都是经过"考试"合格后才能够进入临床使用的。因此临床试验研究是每个市场出售药品必须经过的一关。

抗肿瘤药物都必须要经肿瘤患者的试用。一个全新的抗肿瘤药需要进行 20 项左右的临床前研究。在进入人体临床试验之前，要先在动物体内进行各种药物代谢、毒理方面的研究，然后才能在人体上经过 I ～ III 期临床试验。如果临床研究结果证明该药是安全、有效的，才能走上市场，为其他患者使用。

313. 抗肿瘤新药是怎么研发出来的？

新药的研发需要一个十分复杂的过程，简单来说可以分成临床前研究和临床研究。临床前研究包括从药物筛选开始到进行各种动物试验，一般要进行药理试验、急性毒性试验、长期毒性试验、**药代动力学**试验、致畸试验、致癌试验、过敏试验等，能够在动物体内得到的试验数据都会在实施人体试验前完成。这些动物试验不仅在小动物身上做，如小鼠、大鼠，还要在大动物身上做，如比格犬、恒河猴等。动物试验资料要送到国家食品药品监督管理部门，经过严格的审批后才可能得到进入临床研究的批文。从药物筛选到进入临床研究只有百分之几的成功率，仿制药或改良的药物成功率会高一些，但会受到知识产权方面的限制。

在我国进入临床试验的新药都必须有国家药监部门正式批件，文件号可以通过正常途径查到，临床实验在与患者签署的知情同意书中一般都要注明这个批文号，以证明这项试验的合法性。一个新药需要进行三个期别（I、II、III 期）的多项临床研究，这期间一般需要 500 位以上的患者参与临床试用。

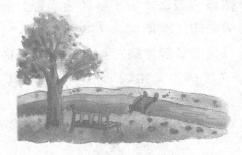

314. 一个新药的研发需要多长时间？为什么？

由于新药的每项临床研究都需要按照试验方案进行，对需要观察和研究的病种或瘤种有严格的入选标准和排除标准，每位患者必须自愿参加试验，这样在试验进行期间就需要很长的时间才能收集到足够的病例数。Ⅰ期和Ⅱ期临床试验分别需要大约2年，Ⅲ期临床试验也需要 2~3 年，加上每个期别之间还要得到国家药监部门的审批，顺利的情况下一般需要 7~10 年才能完成。如果在新药探索期间不顺利，就需要更长的时间。新药在试验的任何一个阶段都有被淘汰的可能，所以一个新药的诞生就像一个新生儿的孕育和出生一样，需要经过精心的设计和实施，中间如果有任何问题都可能不能面市，惨遭淘汰的命运。

315. 如何能够参加新药临床研究？

大家都知道手机、计算机等产品最先进的型号都在实验室里。抗癌新药也是如此，最新的好药都在临床试验中。因此，参加临床研究可以是肿瘤患者、尤其是晚期肿瘤患者的一种有利的选择，特别是对多种治疗失败后，参加临床研究可能是更有希望的选择。

参与临床研究最重要的是信息，这些信息可以通过在医院就诊时询问医生、留意贴在走廊上的招募广告、向专门开展新药临床研究的部门了解，也可以通过网络找到这些试验。抗癌新药的临床试验都是和治疗相结合的，实验工作者与自愿参加实验者都要根据实验方案的要求进行双向选择，才能确定。

316. 什么是Ⅰ期临床试验？

Ⅰ期临床试验是检验新药对正常健康人及患者是否有毒性或其他害处的临床试验。包括初步的临床药理学研究、人体安全性评价试验及**药代动力学**试验，为制订给药方案提供依据。人体安全性评价通过耐受性试验来完成，主要目的是初步了解试验药物对人体的安全性情况，观察人体对试验药物的耐受及不良反应。**药代动力学**试验是要了解人体对试验药物的吸收、分布、代谢、消除等情况。

317. 什么是Ⅱ期临床试验？

Ⅱ期临床试验是检验新药是否有效的临床试验。其目的是初步评价试验药物对目标**适应证**患者的治疗作用和安全性，也包括为Ⅲ期临床试验研究设计和给药剂量方案的确定提供依据。Ⅱ期临床试验多数会做两组人群对照的试验，参加试验的人群分为试验药组与对照药组或安慰剂组，两组对照来确定试验药的疗效，但有的Ⅱ期试验也会只设一个试验组，单独看这个药物的疗效，并与已有的资料进行对比，试验设计所需例数比较少。

318. 什么是Ⅲ期临床试验？

Ⅲ期临床试验是检验新药的最适剂量、用法、安全性及治疗作用的确证阶段。其目的是进一步验证药物对目标**适应证**患者的治疗作用和安全性，评价患者受益与风险之间关系，最终为药物注册申请的审查提供充分的依据。

319. 什么是Ⅳ期临床试验?

Ⅳ期临床试验为新药上市后由申请人进行的应用研究阶段。其目的是考察在广泛使用条件下药物的疗效和不良反应、评价在普通或者特殊人群中使用的患者受益与风险关系等。这是在药品说明书指导下用药的临床研究,用以补充Ⅱ、Ⅲ期临床试验中未观察到的不良反应,尤其是在老年、肝肾功能较差、心血管疾病患者等特殊人群用药后可能产生的不良反应,而这些人群在前面的临床研究中都是被排除的。

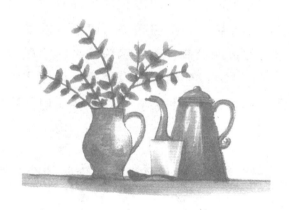

四、复查与预后篇

320. 脑膜瘤术后多久复查？复查些什么？脑膜瘤的预后好吗？

脑膜瘤是良性肿瘤，术后3、6个月，1年均需复查，了解肿瘤切除情况，之后可以每6~12个月复查一次，维持5年，之后可每1~3年复查一次。脑膜瘤以影像复查为主，可以选择CT或MRI，最好选择MRI，每次都以相同条件复查。

脑膜瘤属良性疾病，完全切除手术通常可以治愈；大部分切除后辅以放疗也可长期控制；复发脑膜瘤再治疗后生长缓慢，基本不影响生命。仅1%~3%脑膜瘤为恶性，恶性脑膜瘤较多出现在年轻、男性患者中，**预后**极差，通常在2年内死亡。

321. 垂体瘤术后多久复查？复查些什么？垂体瘤的预后好吗？

垂体瘤术后应在第3个月复查一次，根据复查结果确定之后的**随访**方案。对于肿瘤切除满意、激素正常的患者，之后可每1~2年复查一次；对肿瘤有较大残留的患者，尚需继续治疗，如应用溴隐亭、伽马刀等；对激素异常的患者，可能要经常监测并调整激素用量，可能需要每月复查，直到激素水平稳定。复查需垂体MRI及各项激素指标抽血检查，对服用溴隐亭的患者，可能还要检查肝肾功能。

垂体瘤为良性肿瘤，**预后**较好，部分手术后复发的患者，肿瘤生长缓慢，可长期观察或辅以放疗。

322. 神经鞘瘤术后多久复查？复查些什么？神经鞘瘤的预后好吗？

神经鞘瘤是良性肿瘤，术后 3 个月需复查，了解肿瘤切除情况。对全切除的肿瘤之后可以每 2~3 年复查一次。对于部分切除的肿瘤需每年复查一次。神经鞘瘤以影像复查为主，可以选择 CT 或 MRI，最好选择 MRI，每次都以相同条件复查。

神经鞘瘤为良性肿瘤，极少发生恶变。肿瘤生长缓慢，**预后**较好。但神经鞘瘤常生长于神经血管密集的区域，特别是听神经瘤和三叉神经鞘瘤生长后期可能压迫脑干，因此手术难度较大，术后并发症较多。

323. 颅咽管瘤术后多久复查？复查些什么？颅咽管瘤的预后好吗？

颅咽管瘤术后就应复查 MRI，了解肿瘤切除情况。待病情稳定出院后，要经常复查电解质，因此在出院后第一年可能需要每月都复查甚至每半个月复查一次。对术后 MRI 切除结果满意的患者，可于第 1、3、5 年复查 MRI，复查主要应检查电解质、激素水平等。

颅咽管瘤虽为良性肿瘤，但对手术要求较高，手术难度大，术后并发症多且严重。手术全切除后可治愈疾病，但手术未全切除的患者复发较快，**预后**较差。

324. 胶质细胞瘤术后多久复查？复查些什么？预后好吗？

胶质细胞瘤属于恶性肿瘤，术后还需进行放、化疗等治疗，通常在放疗结束后就应至外科进行复查。低级别胶质细胞瘤建议每3~6个月复查一次，维持5年，之后每年复查一次；高级别胶质细胞瘤建议每2~4个月复查一次，维持2~3年，之后就可以每半年至一年复查一次了。

胶质细胞瘤复查主要以影像学检查为主，推荐选择增强MRI，最好保证在同一家医院、相同条件下进行，这样有利于前后对比。对于接受化疗的患者还应做血液学检查，如血常规、肝肾功能等。

神经胶质瘤是由神经外胚叶衍化而来的胶质细胞发生的一大类原发颅内肿瘤的总称，是颅内最常见的原发性肿瘤。从神经外胚叶中衍化而来的胶质细胞有星形胶质细胞、少枝胶质细胞和室管膜细胞等，它们都可以发生肿瘤。尽管就胶质瘤的一般意义而言（尤其是高级别胶质瘤），仅指星形细胞来源的肿瘤；但"胶质瘤"一词通常用于指所有胶质细胞来源的肿瘤。**预后**与恶性程度分级密切相关，一般Ⅳ级平均生存期10~14个月，Ⅲ级平均生存期24~28个月，低级别胶质瘤综合治疗后可长期生存，但复发率较高，大部分肿瘤复发后进展为高级别胶质瘤，**预后**也相应变差。

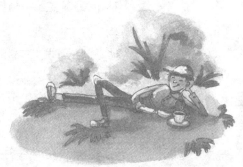

325. 脑转移瘤术后多久复查? 复查些什么? 预后好吗?

转移瘤需每 2~3 个月复查一次,维持 1 年,之后就可以按照原发灶的复查要求一起复查了。转移瘤除了复查脑部 MRI 了解有无复发,还应做全身及原发灶的检查,有条件的患者可每年或隔年查 PET-CT。

转移瘤是发病率最高的颅内肿瘤,其发病率是颅内原发肿瘤的 3~10 倍。脑转移瘤也是各种恶性肿瘤的主要死因。其他各种恶性肿瘤都有可能经血行传播发生脑转移,最常见的原发癌为肺癌,其他较常见的有乳腺癌、肾癌、黑色素瘤、卵巢癌、前列腺癌、结肠癌等。脑转移瘤**预后较差**。

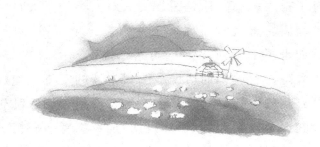

五、心理调节篇

326. 怎样正确面对得了恶性肿瘤的事实？

在我国，肿瘤发病率越来越高，已逐渐超越了心脑血管疾病的发病率，所以得了肿瘤并不奇怪。与此同时，随着科学技术的不断发展和人们对肿瘤知识的不断普及，肿瘤的控制率得到了很大的提高。虽然肿瘤对人的身体危害极大，但只要及时进行科学合理的治疗，很多患者都可以达到长期生存或治愈的目的。美国国家癌症研究所的统计资料显示目前恶性肿瘤的总体 5 年控制率已达 60%，尽管有些肿瘤的控制率仍很低，但相当多的肿瘤治疗效果都有了很大提高，这是医学发展对人类的巨大贡献。一旦确诊恶性肿瘤后，患者和家属一定要镇静，千万不要惊慌失措，全家人安静地坐下来商讨一下，共同寻找正确的解决方案。如：选择就医的医院、家属如何协助、手头事情的安排、治疗时间的保障、付费方式的选择等。紧张、焦虑、绝望、胡思乱想、盲目乱投医只会耽误合理有效的治疗时机，加重患者的病情。罹患恶性肿瘤后，首次就医最好选择市级肿瘤专科医院和三级综合医院的肿瘤科，在短时间内获得科学、合理的治疗方案及预期疗效。

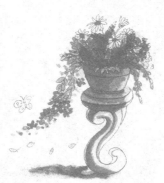

327. 是否应该告诉恶性肿瘤患者病情？知道病情后患者情绪通常有哪些变化？

大多数患者得知病情后一般会经历否认期—绝望期—接受期等情绪变化的过程。当得知病情后首先进入否认期，表现为震惊、麻木、否认，对危机表现为一定的情感距离，而不是深陷痛苦之中。但数天之后进入绝望期，表现为明显的痛苦、焦虑、忧郁甚至愤怒。但随着时间的推移患者会逐渐进入接受期，表现出对疾病的适应性，特别是随着治疗的开始，在其他人的帮助下，很快能与医护人员很好配合治疗，焦虑、抑郁程度明显减轻。不知道自己病情的患者在忍受疾病的打击和接受治疗感到痛苦时，如果得不到周围环境正确的引导和帮助，随着病情的进展，很难走出绝望期，会表现出明显的消极应对行为，焦虑、抑郁程度不断加重，对未来充满迷惑与绝望，甚至可能采取一些悲观绝望的应对方式。

所以，尽管患者知情后会有一些负面心理活动，但在正确引导下会很快渡过这段心理活动期，转而积极应对疾病。通过告诉患者癌症是可以治疗的，帮助其正确认识疾病，了解当前的医疗水平和发展趋势，积极开导患者，提供患者之间交流机会，都会消除患者的不确定感，从而促进适应性反应，可使焦虑、抑郁的程度明显减轻。而对患者隐瞒病情的消极方式会使病情随着时间逐渐加重，不利于患者的治疗。

328. 得了恶性肿瘤该去哪儿治疗？

如果确诊为恶性肿瘤，应该尽早去治疗肿瘤经验多的医院就诊，听取专家的建议，而不是道听途说，轻信小广告和偏方。

不同类型、处于不同阶段的肿瘤，都有不同的规范的治疗方案。如果早期治疗，可以达到很好的疗效，可以治愈。对于晚期的患者，也同样应该接受规范的正规治疗，不仅可以延长生命，还可以达到提高生活质量的目的。盲目听取广告或是小道消息是不可取的，有可能延误病情，并给治疗带来障碍。比如说，有些治疗肿瘤的偏方里含有少量的化疗药物，服用后对肿瘤细胞作用较弱，但可以诱导细胞出现抗药性，对之后的化疗产生不利的影响，而且可能出现化疗的并发症，如**骨髓抑制**、白细胞下降等，可能延误手术、放疗和化疗的按时进行。

329. 如何保持积极、乐观的心态？

即使内心很坚强的人，在面对突如其来的疾病时，都不可避免地会出现心理波动，无论是在确诊疾病时的怀疑与恐惧，还是在治疗和康复中的困惑与无助，这些都是正常的心理过程。但不良情绪的郁结不散，会严重影响身体的康复。因此，我们需要有意识地进行自我心理调节，来改善内心的痛苦。适当地进行自我宣泄，患者可以向家人、朋友、医护人员诉说，大家都会理解，共同帮助分担。而不应该将不良情绪埋在心底，独自忍受。患者要坚定战胜疾病的信念，并且不断暗示自己与其他人一样，是个"健康人"，进行自我鼓励；通过深呼吸、冥想、听舒缓音乐等方式来放松心情，感受宁静与平和；在身体允许的情况下，选择自己喜欢的文体娱乐活动，如太极、瑜伽、跳舞、读书、旅游等，适度锻炼是缓解心情的好方法，往往会收到意想不到的效果。以"过好每一天"的态度来应对疾病，努力让自己活在当下，既不后悔昨日，也不预测明天，坚强、愉悦地过好每一天。积极、乐观、向上的心态，将是战胜病魔最有力的武器！肿瘤恶性程度很高而治愈的例子不计其数。

330. 患者如何能尽快回归家庭、回归社会？

在经过一段时间的治疗后，疾病或是治愈、或是进入到一个稳定的状态，患者就会面临下一个问题，即如何将"患者"这个角色顺利转变回"爱人"、"父/母"、"子/女"、"同事"等角色。患者可能会闷在家里怕见人，也怕跟人聊有关疾病的话题，别人太关心会觉得是可怜，不关心又会认为别人冷漠。而这种固守自封的状态会让患者越发孤独，甚至还会增加恐惧感，这对康复是大大不利的。患者应该试着去敞开心扉，首先从与伴侣、亲人、朋友倾谈开始，对亲朋好友说出心中的希望与恐惧，这种沟通能够获得理解与支持，回归到家庭爱的怀抱中。接下来，患者应该主动走进社会，可以参加一些团体活动，如病友俱乐部、兴趣爱好俱乐部等，抗癌明星的榜样作用、与病友间的沟通与交流、丰富的文体活动等，这些社会支持都会减少孤独与恐惧感。再加上善于进行自我心理调节，患者就可以逐步回归到正常的生活中去，并且拥有积极、向上、乐观的生活态度。

331. 如何能以平常心面对复查？

有的患者出院后，不愿到医院复查，大有"我与癌症一刀两断"的感觉，这其实是一种逃避心理，害怕疾病的复发与转移，不愿、不想，也不敢去面对，只是一味地躲避。不到医院复查，一旦身体出现问题就会错过最佳的治疗时期，失去挽救生命的机会，那将追悔莫及。因此应勇于面对疾病，认识到复查也是今后身体康复必须经历的一个阶段，既然治疗已经有了好的效果，就要善始善终，将复查进行到底。

复查前后的心理波动，是很多患者面临的另一大难题。有的患者每当要去医院复查前都会万分紧张与焦虑，害怕肿瘤真的复发了，那种恐惧与不安再次萦绕心头、挥之不去，直至复查结果显示一切正常。那么，除了进行自我心理调节外，患者还可以尝试来放空自己，什么都不想，只是尽自己最大的努力做好当前的事，这样可以在复查前后获得一些内心的平静。如果这些方法都不能缓解患者的紧张、焦虑，甚至失眠等症状时，应当到正规的心理门诊就诊。

332. 肿瘤复发了怎么办？

恶性肿瘤（癌症）是一种慢性疾病，复发的原因有很多，除了肿瘤本身的原因，患者可以控制和调整的是自己的心态和情绪。逃避、恐惧只能是暂时的，没任何帮助。在发现肿瘤复发、转移时，悲观、失望等负面情绪，会对疾病的**预后**十分不利，吃不好、睡不着，精神状态不好，身体状况差，抵抗力下降，都会导致恶性循环。复发、转移不等于死亡，采取积极的态度，把有限的精力集中在积极解决现有的问题上，继续与肿瘤作斗争，往往会得到想不到的效果。

（1）建立良好的医患关系，相互信任、相互尊重可以增强医患共同抗癌的信心。信任医生可以为患者制定最佳的治疗方案，随着新药、新的治疗方法的出现，仍然有部分复发转移的患者是可以治愈的，积极配合治疗，战胜癌症更需要坚持不懈的毅力。

（2）家人、朋友对患者生活、情感上的帮助、支持很重要。生活上，可以帮患者护理、做家务等，提供无微不至的照顾。在门诊看病时，家属可以帮助排队挂号、预约检查，住院期间，负责患者的衣食住行，办理住院、出院手续，与医务人员沟通，协助患者做一些决定，如对一些检查、治疗方案，难以做选择时，家属、朋友是最好的参谋。情感上，家属、朋友可以帮患者分忧解愁，为患者打气，给鼓励，树立信心，与患者共渡难关。患者内心的担忧、疑虑，可以向家人、朋友诉说。

（3）如果患者心情持续不好，心理压力大，要及时向心理医生寻求帮助。很多人都认为看心理医生就是得了精神病，顾虑重重。其实，心理医生可以为患者打开心结，消除或减轻负性情绪，释放心理压力，有助于提高治疗效果。

（4）转移注意力，做力所能及的事。知道复发或是转移后，患者之前建立的信心，可能会被摧垮。这个时候，要尽快调整，重新建立目标，重新燃起斗志。切忌独自在家冥思苦想，有些患者会选择出去旅游、在家里做家务、把自己的抗癌心路记录下来等。

（5）养成良好的生活习惯：适当锻炼、合理饮食、作息规律。保持良好的身心状态，为新的治疗做准备。

333. 如何应对失眠？

由于患肿瘤后的心理负担、经济压力、疾病的症状、睡眠习惯的改变、治疗的不良反应，或者住院后环境改变等因素，常导致失眠。失眠发生后，又常常导致体力、精力消耗，心理痛苦加剧，降低生活质量，影响患者对放、化疗的配合。目前对于失眠治疗存在着一些误解，患者、家属往往过度关注药物的不良反应，夸大了睡眠药物的依赖性，从而对失眠关注不足。针对不同失眠情况，应采取不同的措施。

（1）做好睡觉前的工作：睡觉前的准备应因人而异，对于疼痛的患者给予镇痛剂，恶心、呕吐患者给予镇吐药，对睡前有

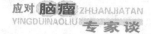
特殊嗜好的，如服牛奶、喝饮料，应给予满足，有条件者可以做身体按摩。

（2）住院患者很常见的失眠情况是睡"倒了"，白天输液时睡觉，晚上睡不着，这种情况下首先要建立健康的睡眠习惯。

（3）**一过性失眠**的患者，一旦导致失眠的原因消除，症状即可缓减或消失。这种情况下，不需要药物治疗，或者在医生的指导下服用小剂量快速排泄的催眠药一两天，可能可以了。

（4）短期失眠的患者，可通过心理治疗，解除紧张因素，改进适应能力。避免白天小睡，不饮用含咖啡因的饮料，睡前散步或饮用适量的温牛奶等对改善睡眠都有帮助，也可以在医生的指导下短期服用催眠药物。

（5）慢性失眠的患者，应咨询相关的专家，需要经过专门的神经、精神和心理等方面的评估、调整。

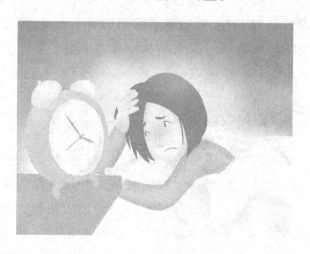

334. 怎么克服对死亡的恐惧？

其实，癌症不过是一种慢性病，只是程度较为重些罢了。痊愈的不在少数，带癌生存数年、数十年的人也有。癌症的治愈，除了医生的诊治，更主要的是要靠自身的抵抗力、免疫力和自愈力。如果一听是癌症就忧心忡忡，恐惧死亡，反而会影响自身免疫力，甚至加重病情。如果安然处之，放下心来，保持精神生命和自然生命良性互动，病情反而会减轻，恢复和治愈的可能性会更大。首先自己要有希望，才会有希望。

退一万步说，人生自古谁无死？一位哲学家说得好：每个人都是"不按自己的意愿而生，又违背自己的意愿而死"。生命有始有终，有出生，就有死亡，生命的周期不可逾越，每个人都要走完自己的人生。生命的最后一程怎么走完，往往也是身不由己。不如我们顺其自然，放松下来。有一位患者，她得知自己患了癌症之后，还活跃在大学的讲坛上。她战胜了自己，坦然面对，在课堂上向她的学生告别，发表了一篇"变暗淡为辉煌"的留世之作，人人敬仰。还有一位患者，几次病危，几次住进重病监护室。朋友们干脆就在这个时候把挽联和悼词，先念给他听了。活着的时候，就看见自己的"盖棺定论"，也是人生一件幸事。而且，生命达到了一种超然自逸的境界，这是生命的一种智慧。是的，生命的最后一程，既然人人不可避免，又为什么要恐惧呢？何不走得平和点儿？何不走得潇洒些？何不走得有尊严呢？

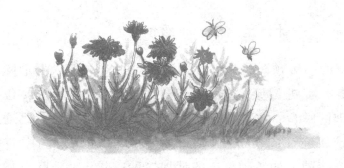

六、预防篇

335. 脑瘤可以预防吗?

目前绝大多数原发性脑瘤尚无确切证据可以预防。能预防的是脑转移瘤,其发病率是原发肿瘤的 4~10 倍。预防脑转移瘤的措施主要包括:全身系统性化疗,及时约脑部 CT 检查,对高危病种如肺癌、乳腺癌、黑色素瘤等可考虑预防性的全脑放疗。

336. 哪些生活方式有助于预防脑瘤呢?

极少部分脑瘤可通过改善生活方式加以预防。主要包括减少外伤,避免放射性接触及电离辐射,尽可能减少艾滋病、梅毒等传染性病的感染机会,减少放射源等**职业危险暴露**。

337. 什么是脑瘤的一级预防?

脑瘤的一级预防是病因学预防,是指对一般人群消除或降低致瘤因素,促进健康,防患于未然的预防措施。主要包括:戒烟;合理的膳食,主要是指脂肪和维生素的摄入量,已通过开展营养干预研究证实;节制饮酒,酒与烟在肿瘤发病中有协同作用;免疫接种,如乙脑疫苗的计划接种;防止职业病,如电离辐射、石棉的作用;全社会肿瘤预防的健康教育。

338. 什么是脑瘤的二级预防？

二级预防是发病学预防，是指对特定高风险人群筛检早期肿瘤病例，从而早期发现、早期预防和早期治疗，措施包括**筛查**和干预实验。如脑外伤患者需检查头颅 CT；家族中有神经纤维瘤病发生的人群行头 MRI 检查，筛检脑膜瘤及神经鞘瘤；有癌症病史的患者定期复查 MRI 筛检转移瘤；艾滋病患者、老年男性及免疫力低下的人群作 CT 或 MRI 筛检颅内淋巴瘤。

339. 什么是脑瘤的三级预防？

三级预防是指对现患肿瘤患者防止复发，减少其并发症，防止致残，提高生存率和康复率，以及减轻肿瘤引起的疼痛等措施。包括定期**随访**、及时复查影像、早期功能锻炼及康复治疗、完善治疗手段减少治疗不良反应、早期预防并发症发生等。

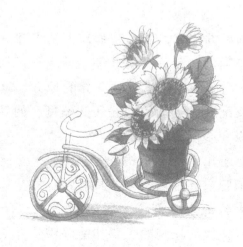

七、认识大脑和脑瘤

340. 人的大脑是怎样构成的？

人的大脑的基本构成单位是神经细胞（神经元）和胶质细胞。人脑的神经元数目约达 10^{11}，大脑皮质的神经元数目约为140亿。

按解剖学划分，大脑分为多个部分，其中大脑半球占最大部分。除大脑半球外，大脑还包括小脑及脑干，因此大脑半球和大脑是两个概念。大脑半球包含很多沟回，依据自然的脑沟可将大脑分为多个脑叶，其中脑表面皮层可分为额叶、颞叶、顶叶和枕叶，大脑深部还有岛叶。额叶在大脑的最前方，位于额部，也就是俗称的脑门，是各脑叶中最大的一个。颞叶在额叶侧下方，在两个颧骨后方，外耳道的前上方。顶叶在额叶后方，外耳道的正上方。枕叶在顶叶后方，小脑上方。岛叶在脑深部，在颞叶深部。

小脑在人脑后方枕部，借小脑幕与大脑半球分隔。小脑主要是协调人的精细运动，也称共济运动，使人在运动时更加协调。

脑干就是在后脑勺深面、头颈交界的地方。脑干主管中枢性呼吸和心跳，支配肢体运动的神经从此经过，如果脑干受伤可能导致中枢性呼吸和心搏骤停及偏瘫。

大脑除了上述几个重要结构外，还有一些深部的特殊结构，这些部位神经细胞或纤维束密集，具有特殊的功能。

丘脑位于大脑的中心部位，属于间脑，具有重要功能的部位，由多数核群构成。丘脑的主要功能除嗅觉外所有感受器传递

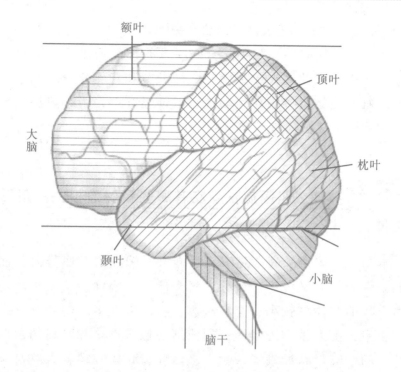

到大脑皮质的冲动的中转核，另外如痛觉等低等感觉，不经过中转，直接综合而感觉。这些中转核是丘脑后腹核群（皮肤感觉、味觉）、外侧膝状体（视觉）和内侧膝状体（听觉）。

垂体位于丘脑下部的腹侧，为一卵圆形小体。位于颅中窝、蝶骨体上面的垂体窝内，外包坚韧的硬脑膜。垂体是身体内最复杂的内分泌腺，所产生的激素不但与身体骨骼和软组织的生长有关，且可影响内分泌腺的活动。鞍区位于颅中窝正中部、蝶骨体上方，形似马鞍，包括垂体窝、鞍结节、中床突、交叉前沟、视神经管、前床突、鞍背和后床突等结构。松果体位于中脑前丘和丘脑之间，为一红褐色的豆状小体。松果体分泌褪黑激素，与人的生长发育有关。

基底节又叫基底核，是埋藏在两侧大脑半球深部的一些灰质团块，是组成锥体外系的主要结构，它主要包括尾状核、豆状核

（壳核和苍白球）、屏状核以及杏仁复合体。

内囊是大脑皮层与脑干、脊髓联系的神经纤维集中通过的一个部位名称，其位置夹于大脑基底神经节和背侧丘脑之间。一旦内囊出血，便会直接损伤运动或感觉神经纤维，引起典型的脑卒中（中风）"三偏"症状等。

341. 什么叫颅底？颅底有哪些和肿瘤相关的重要解剖区域？

颅腔底部称为颅底，是解剖学词语。颅底借颅底骨质与面颈部相分隔。颅底又可进一步分为三个部分：颅前窝、颅中窝与颅后窝。颅前窝体积较小，左右对称，容纳大脑半球的额叶；在凹下的正中央前方被称为嗅沟；颅前窝还包含额窦和筛窦的顶以及眶顶。颅中窝形状如蝴蝶，颅中窝由蝶骨骨体、蝶骨大翼及颞骨岩部构成，两侧容纳大脑的颞叶。颅后窝容纳脑干和小脑；枕骨大孔位于颅后窝中央最低处，连接颅腔与脊髓腔，脊髓与延髓在此衔接；枕骨大孔外侧为颈静脉孔；枕骨大孔前方斜面为斜坡，斜坡与外侧颞骨岩部交界称为岩斜部；颞骨岩部后面开孔称为内耳门；颞骨岩部、脑干、小脑在内耳门附近构成的三角形区域临床称为桥脑小脑角。

342. 大脑主要的功能是什么？

脑的主要功能是主宰生命活动、精神活动和感觉运动等。就好比人体的"司令部"，控制身体的日常生活及工作。因此，大脑受到损伤时会影响相应的功能，比如脑干是呼吸节律的中枢起搏点，脑干损伤会引起中枢性呼吸骤停，危及生命；额叶有运动

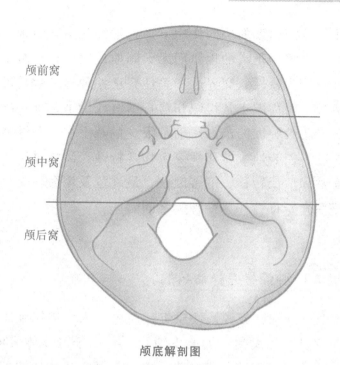

颅前窝

颅中窝

颅后窝

颅底解剖图

中枢，额叶损伤会导致肢体瘫痪；额叶前部还有精神活动、情感中枢，损伤后会引起智力、情感障碍；顶叶有感觉中枢，损伤后会有感觉异常；枕叶有视觉中枢，损伤会引起视力、视野障碍；额叶后部和颞叶上部是语言中枢，损伤会导致说话功能的丧失；下丘脑是神经内分泌中枢，损伤会引起激素分泌障碍，影响水、糖、电解质的代谢等。颅脑肿瘤时，肿瘤生长会压迫相应的解剖部位，造成相应部位的损伤，进而产生功能障碍。

343. 什么是肿瘤？

人体组织是由多种细胞组成的，正常情况下处于有规律的新陈代谢状态，这种有规律的生命活动维持着机体的健康。在多种体内、体外致瘤因素的协同作用下，正常细胞从基因水平发生异常改变，不再遵循正常的规律而无限制地过度生长，医学称之为肿瘤。肿瘤分为良性、交界性和恶性。良性肿瘤多数是静止状态或缓慢增长，对周围正常组织和器官不造成侵害，被切除后一般不复发，与恶性肿瘤的最大区别是很少危及生命。恶性肿瘤则具有生长迅速、侵袭性、转移性等生物学特性，治疗过程中仍然难以避免复发和广泛转移，危害健康，最终危及生命。交界性肿瘤的各种特性介于良性和恶性肿瘤之间。

344. 肿瘤是怎样命名的？

肿瘤根据其细胞起源及性质进行命名。人体组织细胞起源繁多，主要有以下几大类：①上皮细胞，存在于身体体表的皮肤、体内脏器的腔面，如消化道黏膜，以及各种消化和代谢器官，如肝脏、胰腺、涎腺等，常见的皮肤癌、胃癌、肠癌、肝癌、胰腺癌等都属于上皮细胞起源的恶性肿瘤；②间叶细胞，如肌肉、脂肪、纤维、血管等软组织，常见的纤维组织细胞瘤、平滑肌瘤、间质瘤等统称为间叶来源的肿瘤；③还有骨、神经、淋巴造血等等，当发生肿瘤时都分别依据其细胞来源和性质进行分类和命名。良性肿瘤一般称为"瘤"，恶性肿瘤根据其细胞起源不同有不同的命名，上皮来源的称为"癌"，间叶来源的称为"肉瘤"，脑瘤中由神经上皮来源的肿瘤统称为"胶质瘤"，神经来源的称为"母细胞瘤"等。也有一些肿瘤的使用专有名词命名，如霍奇金淋巴瘤、血管免疫母细胞性 T 细胞淋巴瘤，它们都是恶性淋巴瘤大分类中的不同类型。随着人们对肿瘤认知的不断深入，肿瘤定义和命名的概念还将继续更新，某些肿瘤因其组织学形态或生物学行为等特征难以准确表述而被定义为"恶性潜能未定"，其意义在于提示它是一类具有不确定行为和**预后**的肿瘤，需要引起医患双方的共同重视，治疗后仍应定期**随访**。

345. 什么是脑瘤？

生长于颅内、颅底的所有肿瘤都统称为颅内肿瘤，俗称脑瘤，包括由脑实质发生的原发性脑瘤和由身体其他部位转移至颅脑的继发性脑瘤。肿瘤发生自脑、脑膜、颅骨、垂体、脑神经、脑血管和颅内胚胎残余组织者，称为原发性脑瘤；由身体其他脏器组织的恶性肿瘤转移或侵犯至颅脑者，称为继发性脑瘤。

346. 脑瘤的发病率高吗？

脑瘤的发病率较低，我国脑瘤发病率为 10/10 万人，欧美国家脑瘤的发病率相对较高，可以达到（15~20）/10 万人，排在全身各系统肿瘤的第七位。尽管脑瘤的发病率不高，但由于脑瘤多数为恶性肿瘤，治疗效果较差，因此，脑瘤的病死率较高。

347. 年龄与脑瘤发病有关吗？

脑瘤的发病与年龄密切相关，不同年龄易患的肿瘤不同。小儿易患髓母细胞瘤、毛细胞星形细胞瘤、室管膜瘤、神经母细胞性肿瘤等；青年易患颅咽管瘤、生殖细胞瘤、错构瘤、畸胎瘤、软骨瘤等；中年易患脑膜瘤、垂体瘤、神经鞘瘤、低级别胶质瘤、脂肪瘤、脊索瘤、中枢神经细胞瘤、血管周细胞瘤等；老年人易患高级别胶质瘤、转移瘤、淋巴瘤等。

348. 中国人易患哪些脑瘤？

亚洲人的良性脑瘤发病率高于欧美人，而恶性脑瘤如胶质母细胞瘤及淋巴瘤发病率较欧美国家偏低。中国人中脑膜瘤、垂体瘤发病率略高，胶质细胞瘤发病率较欧美国家少。

349. 哪些部位容易长脑瘤？

各部位常发生的肿瘤确有不同，如大脑半球常见的肿瘤有胶质细胞瘤、脑膜瘤、转移瘤、中枢神经系统原发的淋巴瘤等。小脑常见的肿瘤有转移瘤、脑膜瘤、胶质细胞瘤及血管网织细胞瘤等。脑干常见的肿瘤有胶质细胞瘤、血管网织细胞瘤、海绵状血管瘤等。鞍区常见的肿瘤有垂体瘤、脑膜瘤、颅咽管瘤、脊索瘤、生殖细胞瘤等。桥小脑角区常见的肿瘤有听神经鞘瘤、脑膜瘤、三叉神经鞘瘤等。

350. 什么是肿瘤的转移？

恶性肿瘤细胞能够从肿瘤上脱落下来进入血液循环和淋巴系统，再播散至身体其他部位形成新的肿瘤，这个过程称为转移。身体其他部位发生的恶性肿瘤，可以经血循环带入脑组织，沉积后肿瘤繁殖会形成脑转移瘤。而原发的脑肿瘤，却极少转移至颅外的其他器官，只会在颅内转移，转移至颅脑内的其他解剖分区。

为什么原发脑瘤不转移至其他器官，具体的机制尚处研究阶段，至今仍是个谜。而肿瘤细胞如何破坏血脑屏障，造成脑转移瘤，以及如何防治脑转移瘤是现在的研究热点。

351. 什么是分化？

原始组织、幼稚细胞逐渐发育成为成熟组织和细胞的过程称为分化。人体正常的细胞是成熟和高度分化的形态和功能状态，而肿瘤细胞往往是幼稚的形态和功能状态。

病理学应用肿瘤分化的概念一般是表述肿瘤细胞趋向成熟的程度。肿瘤细胞与正常细胞的形态越相近似，越提示肿瘤的分化比较成熟，通常表述为"高分化"，或称"分化好"。临床上大多数形态学分化好的肿瘤，恶性程度低；大多数形态分化差的肿瘤，恶性程度高。但并不是所有形态学分化好的恶性肿瘤预后都好，也不是所有分化差的肿瘤治疗效果就差。

352. 什么是病理分级？有什么临床意义？

病理学应用肿瘤的分级表述肿瘤的分化程度，脑肿瘤中用4级表述方式：如在脑胶质瘤中应用1、2、3、4级表述。高分级是低分化的同义词，低分级是高分化的同义词。分级越高，分化越差，恶性度越高，预后越差。

353. 什么是癌基因？

细胞内含有的与肿瘤发生相关的基因。它是正常细胞遗传信息的组成成分之一，通常在体内是呈静止无功能的状态。当受到外界或体内某些因素的刺激，该基因会发生活化而在肿瘤发生过程中起作用。

354. 什么是抑癌基因？

抑癌基因指细胞内含有的能抑制肿瘤发生的相关基因。它是正常细胞遗传信息的组成成分之一，通常在体内是呈发挥正常抑癌功能。当受到外界或体内某些因素的刺激，该基因会发生失活而促进肿瘤的发生。

355. 什么是脑胶质瘤？

胶质瘤是由神经外胚叶衍化而来的胶质细胞发生的一大类原发颅内肿瘤的总称，是颅内肿瘤中最常见的一种。从神经外胚叶中衍化而来的胶质细胞有星形胶质细胞、少枝胶质细胞和室管膜细胞等，它们都可以发生肿瘤。因此将脑胶质瘤分为星形细胞瘤、少枝胶质瘤，胶质母细胞瘤等不同病理类型。恶性程度可以进一步被分为Ⅰ～Ⅳ级。其中，Ⅰ级为毛细胞型星形细胞瘤和室管膜下巨细胞星形细胞瘤，属良性或低度恶性肿瘤；Ⅱ级为星形细胞瘤，属低度恶性肿瘤；Ⅲ级为间变星形细胞瘤，Ⅳ为多形性胶质母细胞瘤，Ⅲ、Ⅳ级为高度恶性肿瘤。确诊需依靠病理检查结果。

356. 什么是少枝胶质细胞瘤？

少枝胶质细胞瘤是脑胶质瘤较常见的类型之一。由于以往易误诊为纤维型星形细胞瘤（尤其是这些肿瘤的侵袭性部分），所以其发病率统计相差较大。男女之比为3：2。成人多见，平均年龄约40岁。可发生脑脊液转移，但少见。肿瘤常位于大脑皮质或皮质下，其生长缓慢，半数以上位于额叶，其次为顶叶与颞叶，无包膜，但与正常脑组织界限清楚，以膨胀性生长为主，生长缓慢。钙化发生率高达 50%～80%，出血、囊性变少见。

357. 什么是脑干胶质瘤？

脑干胶质瘤多发于儿童，多为低级别星形细胞瘤，在脑干内弥漫性生长，手术无法切除。由于脑干是生命中枢，手术风险极大，且缺乏其他治疗手段，因此治疗效果不佳。脑干胶质瘤级别较低，偏良性，生长缓慢，少数患儿生存期较长。无论是手术还是放疗风险均很大，患者可死于治疗的并发症。

358. 什么是脑胶质瘤病？

脑胶质瘤通常为单发，而当颅内多个部位同时出现脑胶质瘤时则称作脑胶质瘤病。此病多于老年人发生，男性多于女性。恶性程度极高，平均生存期不到 1 年。

359. 什么是脑膜瘤？

脑膜瘤是最常见的颅内良性肿瘤，占颅内原发肿瘤的 14.3%～19%，发病率仅次于胶质瘤。发病的年龄高峰为 45 岁左右，女性易患，男女之比为 1∶1.8。脑膜瘤的发生与蛛网膜有关，可发生于任何有蛛网膜细胞的部位（脑与颅骨之间、脑室内、沿脊髓），特别是与蛛网膜颗粒集中分布的区域相一致。脑膜瘤多与硬脑膜相粘连，但亦可与硬脑膜无关联，如发生在脑室内的脑膜瘤。脑膜瘤通常为生长缓慢、边界清楚（非侵袭性）的良性病变。少数可呈恶性和（或）快速生长。8% 患者多发，在神经纤维瘤病患者中尤为多见。偶尔肿瘤呈大片匍匐状生长（斑块状脑膜瘤）。

脑膜瘤常见发病部位包括矢状窦旁、半球凸面、鞍结节、蝶骨嵴、嗅沟、大脑镰、侧脑室、小脑幕、中颅窝、眼眶、小脑桥脑角、斜坡和枕骨大孔。60%~70%沿大脑镰（包括矢状窦旁）、蝶骨（包括鞍结节）或凸面生长。儿童脑膜瘤少见，28%发生于脑室内。

360. 什么是垂体瘤?

垂体腺瘤，简称垂体瘤，是内分泌系统垂体腺生长的一种肿瘤，约占颅内肿瘤的10%，30~40岁多见，男女均等，其发病率仅次于胶质瘤和脑膜瘤居颅内原发肿瘤的第三位。垂体腺具有内分泌功能，因此，大多数垂体瘤也具有内分泌功能。根据分泌不同的激素，垂体瘤分为不同的亚型，具体有泌乳素腺瘤（分泌泌乳素或称催乳素）、生长激素腺瘤（分泌生长激素）、促肾上腺皮质激素（ACTH）腺瘤（分泌 ACTH）、促甲状腺素（TSH）腺瘤（分泌 TSH）、混合型腺瘤（分泌多种激素）和无功能腺瘤（内分泌不活跃，不分泌或分泌产物如促性腺激素不引起内分泌学症状）。此外，根据肿瘤大小将垂体腺瘤分为垂体微腺瘤和垂体大腺瘤：肿瘤直径<1厘米的称为垂体微腺瘤，肿瘤直径>1厘米的称为大腺瘤。

361. 什么是神经鞘瘤?

神经鞘瘤起源于神经的鞘膜，为良性肿瘤，常见的为起源于前庭神经的听神经瘤和起源于三叉神经的三叉神经鞘瘤，是颅内常见的肿瘤之一，占原发颅内肿瘤的 8% ~ 10%。通常在 30 岁以后出现。

听神经瘤起源于听神经（前庭蜗神经）的鞘膜，不是真正的神经瘤。而且绝大多数起源于前庭神经的鞘膜，起于耳蜗神经者极少，所以更准确的名称为前庭神经鞘瘤。该肿瘤为良性，尚无恶变报道。大多发生于一侧，少数双侧发病，多为神经纤维瘤病的一个局部表现。听神经瘤是颅内常见的肿瘤之一，占 8% ~ 10%。通常在 30 岁以后出现症状。

三叉神经瘤大多数为神经鞘瘤，少数为神经纤维瘤。后者常有家族史和神经纤维瘤病。根据肿瘤生长部位和方向，三叉神经瘤分为后颅窝型、中颅窝型、哑铃型和周围型。神经鞘瘤极少恶变，神经纤维瘤虽为良性，但可恶变。

362. 什么是颅咽管瘤？

颅咽管瘤起源于原始口腔外胚层形成的颅咽管残余上皮细胞，占原发脑肿瘤的 2.5% ~ 4%，是常见的颅内先天肿瘤。各年龄均可发病，但青少年多见，约半数为儿童发病。肿瘤多发于鞍上，可向下丘脑、鞍旁、鞍内、第三脑室、额底、脚间池发展，压迫视交叉、垂体，影响脑脊液循环。肿瘤多数为囊性或部分囊性，完全实质性者较少见。肿瘤囊壁由肿瘤结缔组织基质衍化而来，表面光滑。囊壁内面可见小点状钙化灶。囊内含有黄褐色或暗褐色囊液，并含有大量胆固醇结晶。显微镜下可见典型的造釉器样结构。

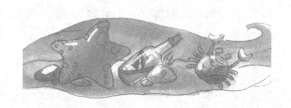

363. 什么是颅内畸胎瘤?

颅内畸胎瘤是一种生殖细胞肿瘤,由两种或三种胚层分化构成,多数生长缓慢。多位于松果体区或第三、四脑室,易梗阻脑脊液循环通路引起脑积水。畸胎瘤多为良性,**预后**佳;极少数畸胎瘤为恶性,恶性畸胎瘤**预后**极差,常在短时间内复发进展。

364. 什么是血管网织细胞瘤?

血管母细胞瘤也称血管网织细胞瘤,病理学上为良性,为颅内真性血管性肿瘤。几乎仅发生于后颅窝,尤其是小脑,是成人后颅窝常见的颅内肿瘤。青壮年发病居多,发病高峰为 30~40 岁,男性稍多于女性。部分患者与视网膜血管瘤、肝肾胰囊肿伴发。可伴有红细胞增多症。可散发,也可作为 von Hippel-lidau 病(VHL)的一部分,部分患者有家族史。

365. 什么是脊索瘤?

脊索瘤少见,为脊柱或斜坡的原发性恶性肿瘤,好发于原始脊索的两端,如 35% 发生在蝶枕区(斜坡),53% 发生在脊柱骶尾区。脊索瘤起源于原始脊索的残余组织。在胚胎期间,脊索的上端分布于颅底的蝶骨和枕骨;脊索的下端分布于骶尾部的中央。当胎儿发育到 3 个月的时候,脊索开始退化和消失,仅在椎间盘内残留,即髓核。如果脊索在椎间盘以外的部位残留到出生以后,就有可能逐渐演变为脊索瘤。因此,脊索瘤好发于颅底的蝶枕部和骶尾部。发病高峰是 50~60 岁。组织学上具有特征性的空泡细胞和黏液形成，通常生长缓慢，对放疗不敏感。

366. 什么是颈静脉球瘤？

颈静脉球瘤是一种起源于颈静脉孔区或中耳腔副神经节组织的血管瘤样肿瘤，属副神经节瘤的一种，又称化学感受器瘤、血管球细胞瘤。颈静脉球瘤生长缓慢，组织学为良性，少数有恶性行为。临床罕见，占头颈部肿瘤的 0.6%。女性多见，40~60 岁高发。颈静脉球瘤有多发倾向和一定的遗传倾向，1%~3% 的颈静脉球瘤具有分泌儿茶酚胺的功能，可引起高血压类似嗜铬细胞瘤。

367. 什么是蛛网膜囊肿？

蛛网膜囊肿，是脑脊液样囊液被包围在蛛网膜内所形成的袋状结构。分两类：一为先天性，最常见，是先天性蛛网膜发育异常所致，囊腔与蛛网膜下隙互不相通；一为继发性，由颅内炎症、外伤或手术引起蛛网膜粘连所致，囊腔与蛛网膜下隙有狭窄通道相连接。囊肿由局部蛛网膜增厚形成，囊液多为澄清。蛛网膜囊肿占脑肿瘤的 0.1%~10%，以婴幼儿和儿童多见。多数患者无明显症状，偶然发现；部分患者可因囊肿压迫出现癫痫、运动及感觉障碍等。

368. 什么是皮样囊肿？

属于胚胎发育不良性疾病，占脑肿瘤的 0.1%~0.3%，多发生于胚胎时期中线闭合处，约 2/3 位于后颅窝（其中约 1/3 位于第四脑室）。内容物较为湿润，含较多的水和油脂，常夹杂毛发，为其主要特征。因多发于中线结构，阻塞脑脊液通路，常以颅内压增高为代表症状。部分囊肿位于后颅窝者，病变表面的头皮可有窦道，通过颅骨上的小孔与颅内囊肿相连，可由此导致颅内感染。

369. 什么是表皮样囊肿？

表皮样囊肿又称珍珠瘤（因囊肿色泽洁白带珍珠光泽而得名）、胆脂瘤，占脑肿瘤的 0.5% ~ 1.8%，起源于异位的胚胎上皮细胞。囊肿好发于桥小脑角、鞍区、外侧裂，也可发生于颅骨；囊肿具有"见缝生长"的特点，因此常常范围广泛。囊肿内容物为大量脱屑角化表皮细胞，呈白色微黄的干酪样或豆腐渣样物。多见于 20 ~ 50 岁。病程缓慢，从症状出现到确诊可能长达数年。因肿瘤的发生部位不同，临床症状差别甚远。

370. 什么是髓母细胞瘤？

髓母细胞瘤属于原发神经外胚层肿瘤。后者是指一组具有共同的病理学特征，可能起源于神经外胚层细胞（肿瘤细胞的真正来源不清楚）的肿瘤。这些肿瘤包括髓母细胞瘤、视网膜母细胞瘤、松果体母细胞瘤、神经母细胞瘤、成感觉神经细胞瘤、神经节瘤、室管膜母细胞瘤及极性胶质母细胞瘤。其中，髓母细胞瘤最常见，占儿童颅内肿瘤的 15% ~ 20%，是儿童最常见的恶性肿瘤。发病高峰在 3 ~ 8 岁。男女之比为 2：1。通常起自小脑蚓部，位于第四脑室顶。该部位早期易引起梗阻性脑积水。

371. 什么是颅内生殖细胞瘤？

生殖细胞瘤占颅内生殖细胞性肿瘤的 2/3。男性明显多于女性，为（2~3.2）：1。57%生殖细胞瘤位于鞍上，67%其他生殖细胞肿瘤位于松果体区，基底核和背侧丘脑生殖细胞肿瘤多为生殖细胞瘤，脑室、大脑半球、小脑的生殖细胞肿瘤多为其他生殖细胞性肿瘤。生殖细胞瘤是恶性肿瘤，虽然对放、化疗敏感，但极易复发，且常沿脑脊液系统播散转移，**预后较差**。

372. 什么是中枢神经系统淋巴瘤？

中枢神经系统淋巴瘤包括原发中枢神经系统的淋巴瘤和全身淋巴瘤侵入中枢神经系统的继发性淋巴瘤。中枢神经系统的淋巴瘤发生率较低，通常发生在免疫功能低下的患者中，如老年人、艾滋病患者等，发病年龄常为 65 岁以上，男性略多。

373. 什么是脑转移瘤？

脑转移瘤指身体其他部位恶性肿瘤经血液或其他途径转移至颅内者，是临床上最常见的脑肿瘤，发生率为原发性脑肿瘤的 4~10 倍。成人脑转移瘤来源前 5 位分别为肺癌（40%~60%）、乳腺癌（10%）、黑色素瘤（3.5%）、肠癌（2.8%）和肾癌（1.2%），占脑转移瘤的 80%。最容易发生脑转移的肿瘤分别为黑色素瘤、肺癌、泌尿生殖肿瘤、骨肉瘤和乳腺癌。随着恶性肿瘤治疗方法的改善、患者生存期的延长和 CT 及 MRI 检查技术的提高，脑转移瘤的发病率有逐年增高趋势。

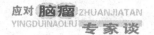

374. 什么是癌性脑膜炎?

癌性脑膜炎指恶性肿瘤细胞在软脑膜上多灶性**种植**,又称软脑膜癌病或肿瘤性脑膜炎。癌性脑膜炎是癌症的一个严重并发症,致残、致死率很高。其发生率约占癌症患者的 5%,而且随着癌症患者生存期的延长和神经影像学技术的提高而不断增高。最容易并发癌性脑膜炎的癌症依次是乳腺癌、肺癌和黑色素瘤。

375. 什么是颅底肿瘤?

颅底肿瘤是一组起源于颅底及其邻近结构的肿瘤,部分颅底肿瘤通过颅底裂孔或破坏颅底骨质后贯通于颅内外称为颅底沟通肿瘤。颅底肿瘤通常分为前颅底、中颅底和后颅底肿瘤,后者还包括颅颈交界区肿瘤。此外,还可以根据肿瘤来源分原发性肿瘤和转移性肿瘤,根据性质分良性肿瘤和恶性肿瘤。

前颅底肿瘤绝大多数发生在颅外,有脑膜瘤、嗅神经母细胞瘤、淋巴瘤、筛窦癌和转移癌以及骨纤维异常增殖症、嗜酸性肉芽肿等。中颅窝肿瘤包括垂体瘤、颅咽管瘤、脑膜瘤、三叉神经鞘瘤、青少年鼻咽纤维血管瘤、淋巴瘤、鳞癌或其他恶性肿瘤侵犯、炎性假瘤。后颅底肿瘤有脊索瘤、副神经节瘤、神经鞘瘤、脑膜瘤、转移瘤等。

376. 脑瘤性质与生长部位相关吗?

脑瘤性质与生长部位有关。脑瘤的生长部位分为两大类,一是肿瘤位于颅腔里、脑组织外,如脑膜瘤、垂体瘤、神经鞘瘤、颅咽管瘤,这类肿瘤几乎都是良性的;二是肿瘤位于脑组织里或称脑实质里，包括大脑半球、小脑和脑干里肿瘤，如胶质瘤、转移瘤、淋巴瘤、血管网织细胞瘤、海绵状血管瘤等，这类肿瘤除血管网织细胞瘤、海绵状血管瘤外几乎都是恶性的。

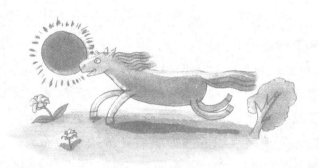

八、肿瘤病因的探究

377. 为什么多数肿瘤容易在老年人中发生？

约 60% 肿瘤会在 65 岁以后出现，约 70% 肿瘤患者死亡会发生在老年人群。目前认为存在以下几方面的原因导致肿瘤容易在老年人中发生：①机体内癌变过程需要若干年才能完成；②部分细胞、组织在老化时才会对部分致癌物质更加敏感；③机体免疫系统清除恶化细胞组织的能力随着年龄的增加而减弱；④肿瘤的发生总伴随着 DNA 遗传物质的"出错"，老化细胞修复"出错 DNA"遗传物质的能力随着年龄的增加而减弱。

378. 为什么常出现家庭多名成员患肿瘤？

多名家庭成员出现肿瘤可能有几方面的原因：①可能仅仅是一个巧合；②可能是因为家庭成员生活在相似的环境或者有相似的生活习惯，如均喜欢抽烟和酗酒；③可能是家庭成员遗传因素所致。需要注意的是，仅有 5% 以下的肿瘤患者因父方或母方缺陷基因遗传所致，而绝大多数肿瘤患者与遗传因素无关。缺陷基因仅会增加肿瘤的风险，其存在并不意味着一定会出现肿瘤。

379. 如果多名家庭成员出现脑瘤，应该需要注意什么？

当多名家庭成员出现脑瘤时，应注意他们出现脑瘤的年龄以及脑瘤类型。在出现疾病症状和不适就诊时应告知医生这些信息，有助于医生判断是否需要进行特殊检查确定是否存在脑瘤。同时，应该定期进行体检，确定身体是否存在异常。

380. 是否应该相信某些宣传所讲的抗肿瘤饮食？

在大量广告中常常宣传某些特殊食品或"抗肿瘤食品"对人的身体非常有益。但是，人们不应该依赖这些所谓"抗肿瘤食品"降低脑瘤发生风险，它们无法替代健康的平衡膳食在维持身体健康中发挥的作用。世界卫生组织建议每天至少应该摄入400克水果和蔬菜，预防脑瘤和其他慢性疾病。

381. 如何通过锻炼和体力活动降低肿瘤风险？

我国将每周锻炼频率≥3次，每次≥30分钟定义为经常锻炼，未达到该标准的为偶尔锻炼。体力活动分为职业性体育活动、娱乐性体育活动和散步等。美国疾病控制中心推荐每周至少进行150分钟**中度有氧活动**，并至少进行2次全身肌肉伸展运动。

382. 如何通过控制体重降低肿瘤发生风险？

首先需要通过体重指数公式确定体重是否在健康范围内。对于部分人来说，将体重控制在理想范围内比较困难，或许首先应该调整生活方式，健康饮食，减少饮食量并积极锻炼身体，这样能先保证体重不再增加，随后逐步降低体重。体重的控制最终能降低肿瘤的发生风险。目前我国居民生活水平改善，越来越多的人出现超重和肥胖，同时我们应该从儿童做起，加强对学生的健康教育。

383. 脑力劳动者易患哪些脑瘤?

脑力劳动者与脑瘤的患病率并没有必然联系,但脑力劳动者中脑胶质细胞瘤的发病率略高。

384. 环境污染和脑瘤有关吗?

部分化学物如多环芳香烃类化合物、亚硝胺类化合物可诱发脑胶质瘤。如一些劣质的染发剂、化妆品、化工原料等可能含有这些致病物质。放射线及电离辐射可诱发脑膜瘤和胶质瘤。

385. 常打手机和脑瘤有关吗?

目前尚无证据表明使用手机和脑瘤有关。

386. 生活方式和脑瘤有关吗?

吸烟、酗酒、暴饮暴食、缺乏锻炼等可使人体免疫力下降,从而使脑瘤可能逃避免疫监控,增加患病的风险。

387. 脑瘤传染吗?

脑瘤不是传染性疾病,不会传染。但一些异常的病毒感染也可能增加患脑瘤的风险,如人类免疫缺陷病毒(HIV)感染的患者易发生脑内原发淋巴瘤。

388. 脑瘤会遗传吗？

神经纤维瘤病、血管网状细胞瘤和视网膜母细胞瘤是较确定的有遗传倾向的肿瘤，这些肿瘤往往在某些家族内聚集发生。

389. 服药和脑瘤有关吗？

服药和脑瘤的发生尚无明确报道，可以认为服药和脑瘤无关。

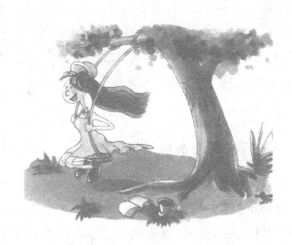

九、如何就诊

390. 如何选择就诊医院？

选择医院是看病的第一步，也是对诊断和治疗效果影响最大的。选择就诊医院应遵循：小病及时就近诊疗，大病选择三级、二级医院。小病是指常见病、多发病，可以及时到附近的社区门诊或一级医院就诊。大病是指病情较重，诊断疑难，疗效不显，应及时选择二级以上医院就诊。二级以上医院根据收治范围分为综合医院和专科医院。综合医院诊疗范围广，分科齐全。专科医院是专门从事某一病种诊疗，专业性强。选择二级以上医院就诊的患者可根据自身的时间、经济状况、医院的口碑、医院的性质（公立、民营）、医院的级别、是否医保定点医院、地理位置的远近，以及对服务的要求等进行选择。

391. 如何在医院选择就诊科室？

综合性医院多按照疾病系统和部位分类，专科医院多按照治疗方法和部位分类。患者可根据所患疾病的部位和归属系统选择就诊科室。但对同一部位或系统，同时存在内外科不同治疗科室的问题。以肿瘤患者为例，未手术治疗的初诊患者，根据病变部位选择外科手术科室就诊，手术后的患者或不能手术治疗的患者可选择放疗或化疗科室。患者在就诊前可以通过电话或网络查询各医院门诊科室设置，选择正确的就诊科室，避免挂错号。

392. 如何做好就医前的准备？

二级以上医院门诊出诊医生在出诊时间内必须接诊大量患者，很难有充足的时间详细解答每一位患者提出的全部问题。患者在就诊前最好做一些准备工作，提前梳理好向医生介绍的病情、需要问的问题，这样既可以节省时间，又可以避免因临时考虑而疏漏某些重要的细节。此外如果患者已在其他医院检查或治疗，应将已有的检查结果和病历资料带全，以便医生进一步诊断和治疗。

393. 如何选择普通门诊和专家门诊？

目前多数医院都设立简易门诊、普通门诊、专科门诊、专家门诊及专业组门诊、特需门诊等，以满足不同层次的需求。建议初诊患者挂普通门诊，因为初诊时无论是专家门诊还是普通门

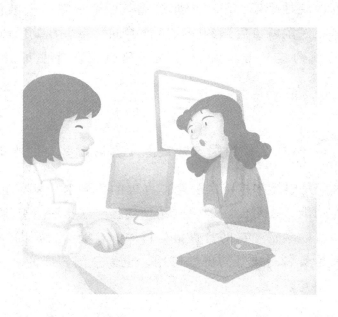

诊，都要根据病情先让患者做相应的实验室检查、影像学检查、肿瘤性疾病还需要组织病理学检查才能确诊。患者复诊或有疑难疾病并且检查资料完善者可选择专家门诊。患者可根据医院专家介绍栏或网站上的专家介绍了解各专家的专业特长，结合自身病情选择适合的专家。

394. 选择哪种方式预约挂号？

为方便群众就医，提高医院医疗服务水平。各个医院均在开展不同的预约挂号方式来缓解患者挂号排队和候诊等待时间长。预约挂号方式主要包括电话预约、网络预约和自助挂号等。医院电话预约和网络预约方式多通过与第三方公司合作，优点是有稳定的网络挂号平台，有大量的接线客服，解决患者排队挂号的困扰，但缺点是第三方公司客服缺少医学专业知识，患者在采取电话预约和网络预约前应了解医院的科室设置和挂号的号别。自助挂号是在医院挂号处、门诊大厅等显著位置放置的自助挂号机，方便患者在医院就诊后预约下次就诊时间。患者在就诊前了解就诊医院的预约挂号方式和预约挂号号别，合理安排时间挂号就诊。

395. 什么是银医卡？银医卡开展哪些自助服务项目？

银医卡是银行和指定医院合作办理的联名卡，具有普通银行卡的所有功能，还可以在医院网站预约挂号。银医卡开展的自助服务包括自助缴费、自助检查报告打印、自助信息查询等。银医卡的开展是实名制挂号的更好应用，也为全国开展的"先诊疗，后结算"奠定基础。

396. 医保患者就诊需要做好哪些准备？

首先，到任何医院就诊，必须携带医保卡（本），以证实医保身份，进行医保结账。否则，未出示医保证明者，会被默认为自费，造成费用无法报销。另外，就诊前应了解好各种医保规定，各种医保政策因地区、病种不同也会有所差异，要按照要求提前办理如转诊、特病等相关手续。

397. 为何要建立正式病案？

各地均实施门诊就诊手册，并在各医院均可使用。门诊就诊手册是由医生填写，对患者每次就诊情况、各项检查和用药情况的记录。如果患者需要住院治疗时，部分医院要求建立正式病案。患者根据各医院要求持患者身份证或有效证件填写病案首页建立正式病案。正式病案是对住院后患者病情和诊疗过程所进行的连续性记录。正式病案一般由医院病案室统一保管。

398. 做哪些检查需要提前做好身体准备？

患者为确诊病情需做各种全身和专科检查。医院有些检查不能直接进行需要患者做好身体准备，例如血液学检查前空腹、肠镜检查前需要提前做**肠道准备**、妇科 B 超需膀胱憋尿充盈等。患者可根据检查申请单或预约通知单上的要求做好准备。

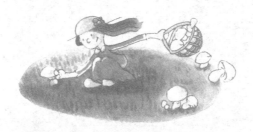

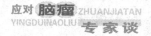
399. 医院里发的传单可信吗？

　　候诊区里游散人员传发的传单都是非法广告，不可信。严重影响了人们的视野，误导、欺骗了很多急于求医的患者。这些广告所宣传的医疗手段不仅没有及时为患者解除病痛，反而增加其经济负担，延误了病情的及时治疗。患者应清醒地识别违法医疗广告，谨防受骗上当。医院的宣传资料一般由佩戴医院标识的工作人员或存放在医院服务台、候诊区发放。

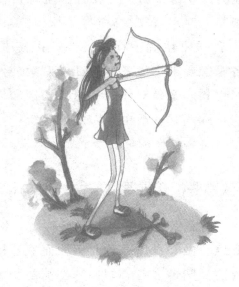

十、典型病例

病例一　垂体瘤治疗成功病例

患者，女性，29岁。因月经失调半年、不孕就诊。入院后查体没有明显的异常体征。泌乳素水平>10000毫单位/升（正常：<300毫单位/升）。MRI显示患者鞍区垂体有占位。诊断为垂体腺瘤。入院后第3天行全身麻醉下经鼻蝶入路显微垂体瘤切除术，术后病理证实为垂体腺瘤。于术后第7天出院。**随访**发现，患者1个月后恢复正常月经，半年后成功妊娠，经过我们的努力，患者治愈了不孕症，而成功地添了一个健康的宝宝，之后复查肿瘤也未复发。

病例二　颅底沟通恶性肿瘤治疗成功病例

患者，女性，31岁。因"鼻阻塞、鼻出血2个月"就诊。MRI显示患者前颅底肿瘤，侵犯额叶、筛小房、鼻腔，呈颅内外沟通生长；**活检**后提示分化差的恶性肿瘤。患者先行放疗，肿瘤未见缩小。行全身麻醉下颅面联合入路手术，全切除肿瘤，头部伤口愈合好。于术后第15天出院。出院后继续接受辅助放疗足疗程。**随访**发现，患者2个月后恢复正常工作。由于患者工作对面部要求较高，患者面部瘢痕较轻，不影响工作，现患者术后已2年，仍在正常工作，并成为单位的骨干。

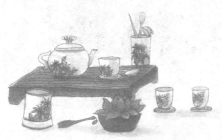

病例三　胶质瘤治疗成功病例

　　患者，女性，62 岁。因"头痛 2 个月"就诊。MRI 显示额叶肿瘤。入院诊断为胶质瘤。行全身麻醉下开颅手术，术中快速病理学检查证实为恶性胶质母细胞瘤。全切除肿瘤后，在术腔做了间质内化疗，术后头部伤口愈合好。继续辅助放疗足疗程，并在放疗后接受了 3 个周期的替莫唑胺化疗。**随访近 2 年，目前患**者能够自理，复查未见肿瘤复发。

病例四　脑膜瘤治疗成功病例

　　患者，男性，23 岁。外院 2 次手术后 9 年，肿瘤复发生长，因面部肿块就诊。MRI 显示患者肿瘤体积 14 厘米×14 厘米×5 厘米，侵及右额叶、颞叶脑组织、右侧眼眶内。患者在外院多次手术，因反复治病经济条件差。全身麻醉下做了复发肿瘤切除术，全切除肿瘤，手术历时 7 个小时，出血 3500 毫升，并为患者做了一期修复，改善了患者的外观外貌。于术后第 18 天出院。患者终于卸下了肿瘤的"包袱"。

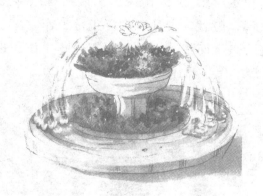

十一、名家谈肿瘤

增强"自我科学抗癌"意识

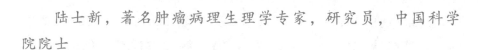

陆士新，著名肿瘤病理生理学专家，研究员，中国科学院院士

癌症已成为我国人群死因的首位，具有发病率高、死亡率高、治疗费用高等特点，因此，人们"谈癌色变"。目前，学术界普遍认为对癌症不要恐惧而要防治，癌症是"可防可治"的。肿瘤防治的关键仍然是要坚持以人为本、自我抗癌，实施预防为主、防治研相结合，大力做到肿瘤防治"三早"，即早期预防、早期诊断和早期治疗；"三早"是癌症"可防可治"的核心和基础。世界卫生组织也强调：三分之一的癌症是可以预防的，三分之一的癌症患者通过早期诊断并得到合适的治疗是可以治愈的；三分之一的癌症患者通过治疗，可以减轻痛苦，延长生命。人群的自我抗癌意识和信念至关重要，因为如无自身防癌意识，接触致癌因素而不自知，一旦患上癌症已成晚期，延误了病情。

控制癌症应当以早期预防为主，我们究竟应该怎样做才能实现"三早"呢？首先，我们要积极增强"科学自我抗癌意识"，注意在生活中远离致癌因素，并积极做到合理营养、适当运动、戒烟限酒、心理平衡等健康生活方式，自我预防癌症发生。近二十几年来，在我国食管癌、肝癌、胃癌等肿瘤高发区所进行的病因学调查研究的基础上，开展了国际上最先进的大规模人群预防研究，现在已取得可喜的成果，树立了癌症"可防"的典型，并增强了我们对癌症可以预防的信心。

癌症的发生发展是多阶段逐渐演变的过程，在癌前病变和早期癌阶段就进行治疗是可以不发生癌症或可以被治愈的。什么是癌前病变呢？癌前病变是指人体组织中某些细胞在人体内外环境中的物理、化学、生物以及慢性炎症等刺激因素长期不停地作用下，细胞形态和分子组成发生有变成癌趋向的病理变化，再经过一段时间后，这种病变的一部分或少部分可能发展演变成癌。但是，癌前病变患者在去除物理、化学、生物以及慢性炎症等刺激因素，或给予化学干预（治疗），癌前病变可以被逆转为正常。"癌前病变"发展成侵袭性癌的过程一般需要 10 年左右的时间。如在林县我们发现食管上皮重度增生的人，经增生平治疗可以逆转为正常，成功阻断了重度增生上皮演变成癌。因此，预防及治疗癌前病变，对预防肿瘤有着积极意义。

癌前病变和器官组织的炎症与不典型增生密切相关，炎症往往伴随细胞重度增生（不典型增生，原位癌），我们已知的一些病变如：食管上皮重度增生、胃的瘢痕性溃疡、萎缩性胃炎、胃息肉、慢性支气管炎、肝细胞不典型增生、宫颈糜烂或息肉、乳房囊性腺病、乳腺导管内乳头状瘤、溃疡性结肠炎、结肠腺瘤及结肠息肉、膀胱黏膜上皮增生及化生、鼻咽部柱状上皮及不典型化生等都可视为癌前病变，上述的癌前病变的长期存在与发展就可能转变为癌症。因此，个人应积极治疗器官组织的炎症和严重增生性疾病是预防癌症的重要措施。

在生活中，我们究竟应该怎样做才能实现肿瘤的"早期发现，早期治疗"呢？首先，进行自查，要早期发现癌瘤，除医生的检查外，自我检查也是非常重要的。如乳腺癌等往往是自查发现肿块的，所以要经常进行自我检查。除自查外，要重视每年正规体检，体检也是"早期发现"癌瘤的重要途径。癌瘤"早期治疗"是非常重要的，它直接影响患者的生存；有研究表明：

肿瘤大小与手术后生存率密切相关，肿瘤直径越小相对生存率就越高，肿瘤直径越大相对生存率就越小。一旦发现肿瘤应及早到医院进行规范化治疗。但治疗肿瘤也不是什么治疗手段都用上才好，要防止"过度治疗"。

普及癌症知识是预防癌症的重要手段。在癌症防治工作中，要有更多的有关癌症方面的科学普及读物问世，以利于群众增强"自我科学抗癌"意识，来改变癌症不可预防和无法治疗的观点，并积极行动起来，做到"三早"，控制和预防癌症。

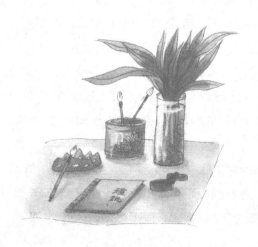

五十年来我国肿瘤防治工作的发展和体会

孙燕，著名肿瘤内科学专家，主任医师，中国工程院院士，中国医学科学院中国协和医科大学名医

回顾半个多世纪我国临床肿瘤学的发展，真有些沧桑之感。新中国成立初期，由于当时卫生的状况，肿瘤学不被重视。直到建国 10 年以后我国才开始重视肿瘤问题，并启动了比较全面的规划、建设和研究。我有幸在 1959 年调入肿瘤医院（当时称日坛医院），正好参加我国几位临床肿瘤学元老，吴桓兴教授（时任中国医学科学院肿瘤医院院长）、金显宅教授（时任中国医学科学院肿瘤医院顾问）和李冰教授（时任中国医学科学院肿瘤医院党委书记兼副院长）的领导下对我国临床肿瘤学的发展进行的讨论，并制定了以综合治疗为模式的发展方向。随之，就临床肿瘤学发展达成 4 项共识，即预防为主、中西医结合、基础研究与临床研究结合、综合治疗。虽然在今天，综合应用现有手段诊断、防治肿瘤已经深入人心，为国内外学术界所接受，但是这在当时的条件下就能准确把握总攻方向还是难能可贵和具有远见的。

在十年浩劫中肿瘤工作受到极大破坏。人员被下放，甚至连苦苦积累的病理标本都被埋掉。但在 1972 年周恩来总理冲破"四人帮"的阻挠，对肿瘤工作做出了重要指示：肿瘤是多发病、常见病；应当深入调查摸清我国的发病情况，并采取预防措施；结合我国具体情况和实践经验编写我国自己的参考书；大力开展高发区研究等等，明确了我国肿瘤学前进的方向，也成为我们开展工作的重要指导原则。

改革开放以后，我国临床肿瘤学事业得到了飞速的发展，各省市都建立了肿瘤医院，很多综合医院也成立了肿瘤科，研究工作也得到发展。

肿瘤内科治疗也已经有了很多进展，相当多的常见肿瘤，如滋养细胞肿瘤、急性白血病、睾丸肿瘤等，已经可以通过内科治疗达到根治；另一些常见肿瘤，如乳腺癌、肺癌、大肠癌、胃癌和骨肉瘤等，内科治疗也都占有相当重要的地位。此外，我们在肿瘤治疗理念方面已经有了很大进步，例如多种方法和途径的综合治疗、加强预防术后播散，特别是远处转移的内科辅助治疗研究、重视生存率和生活质量的提高等。

近10年来，不断有新的针对肿瘤受体、调控和生长关键基因的靶向药物问世，从分子、受体、信号传导等方面的研究把病因、预防和治疗很好地连贯起来。分子靶向治疗虽然在现阶段还不能完全替代传统的手术和放化疗，但其重大意义在于可以使治疗更具靶向性，更好地实现治疗个体化。而根据肿瘤的分子靶点决定治疗方案的策略与我国传统医学理论中的"辨证论治"和"同病异治、异病同治"不谋而合。靶点的诊断必然会成为未来肿瘤诊断以及个体化治疗方案制订的必要步骤。对患者的靶点监测也应该受到重视。

我们已经开始思考什么是我国临床肿瘤学的特点，其中包括：中西医结合，辨证论治——提高预见性；同病异治、异病同治——实现有的放矢；循证医学、规范化、个体化；扶正祛邪——重视宿主情况、基础疾病、免疫和骨髓功能重建等；治未病——重视预防、重视防止复发；以人为本——重视生活质量和远期结果等等。

最近，美国著名临床肿瘤学家 DeVita 在一篇题为"癌症研究200年"的文章中系统复习了有关肿瘤诊疗的进展情况。可以看出近百余年来人们对肿瘤的认识已经有了长足的进展和提高。在 20 世纪 70 年代由于综合治疗，儿童期白血病和霍奇金病的疾病特异性死亡率开始显著下降。在引入常见癌症（例如乳腺癌和结肠癌）的更好早期诊断和预防措施以及有效辅助治疗之后不久，总死亡率开始下降。所有癌症的 5 年相对生存率在通过《国家癌症法案》之前的 20 世纪 60 年代末为 38%，而现在为 68%。在美国，癌症总死亡率从 1990 年开始下降，自此以后总体已下降 24%。对 2015 年的直线推测提示，癌症死亡率的总绝对下降将约为 38 个百分点。所以，我们对制服肿瘤的前景应当是乐观的，但这无疑需要几代人艰辛的努力。

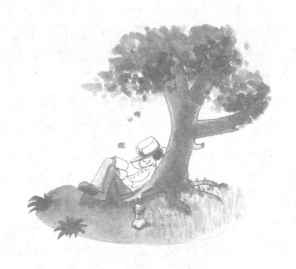

少吃多动　预防肿瘤

程书钧，著名实验肿瘤、肿瘤化学和遗传毒理学专家，研究员，中国工程院院士

科学研究表明，终身维持健康的体重是预防肿瘤最有效的措施之一。超标体重和过于肥胖，会促进某些肿瘤发生，包括食管癌、胰腺癌、结直肠癌、肾癌、子宫内膜癌和绝经后的乳腺癌。肥胖是这些肿瘤发生的非常重要的促进因素。肥胖和体重超标还会增加许多慢性病（如高血压、脑卒中、冠心病和 2 型糖尿病）发生的机率。肥胖会影响许多激素和生长因子的水平，肥胖人群胰岛素样生长因子 1、胰岛素和瘦素水平均升高，性激素在肥胖相关肿瘤中也起重要作用，因为脂肪组织是性激素合成的重要场所，性激素水平过高可使子宫内膜癌和绝经后的乳腺癌发病率增高。肥胖者常伴有轻度炎症状态，脂肪细胞会产生一些促炎性因子，而慢性炎症会促进肿瘤发生。因此避免肥胖在肿瘤预防中占有重要地位。

如何避免肥胖？关键在少吃多动。美国有个诺贝尔生理和医学奖获得者 Brenner 讲过一段有趣的事，他说，人在古代的时候，因为生活环境很艰苦，吃的东西很不够，主要靠打猎为生，所以他老是到处要找吃的。多少年、多少代传下来的人就是那些有很强吃的欲望的人，他们下丘脑逐渐形成老想吃的兴奋灶，这就是我们现代人为什么老想吃的原因。可是到了今天，诸位吃东西用不着像古代那样去找了，古代是找到什么就吃什么，现在你家里伸手就拿得到东西吃，可是我们大脑的兴奋灶还在那里，还叫我们吃、吃、吃，其实你肚子一点都不饿，只是为了满足这个兴奋

灶，你就老要吃，没有事的时候要吃，看电视也要吃，造成你营养过剩。储存过多的营养的最佳方式就是把它转化成脂肪（而不是蛋白质和碳水化合物），这种储存的能量可以很好去应对饥饿，这在古代艰苦的条件下是十分必要的，因此，过度营养转成脂肪而导致肥胖也是进化选择的结果。

导致超重的原因除吃的过多外，另一个原因就是体力活动太少。因此，合理必要的体力活动是极其重要的。研究表明，合理的体育活动，对预防和降低结直肠癌、乳腺癌、子宫内膜癌、胰腺癌、肾癌等都有良好作用。少吃多动，保持健康的体重和避免肥胖能预防和降低包括肿瘤在内许多慢性代谢疾病的发生，这是有深刻的科学道理的，是迄今为止科学上证明了的最有效的办法。人们生来就有点爱吃不爱动，我们懂得上述的科学道理后，就需反其道而行之。为了你的健康，预防肿瘤，少吃多动。

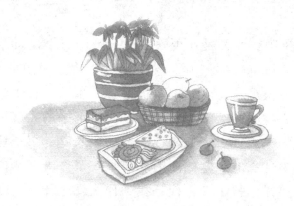

对癌症治疗的一点看法

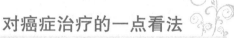

殷蔚伯，著名肿瘤放射学专家，主任医师，中国医学科学院肿瘤医院放射科首席专家

一、癌症不再是不治之症

20世纪初肿瘤患者的5年生存率只有5%，身患恶性肿瘤几乎就等于死亡，因此人们谈癌色变。为此，人类开始致力于攻克肿瘤的研究，由于诊断及治疗技术的改进与发展，癌症患者的5年生存率在不断地提高，20世纪30年代为15%，60年代为30%。近半个世纪以来，随着CT、MRI、PET-CT等各种诊断设备与技术的应用与提高，促进了对肿瘤的早诊、早治；同时在治疗方面，无论是手术、放射治疗还是药物治疗都有了飞速的发展，至20世纪90年代肿瘤患者的5年生存率提高到45%。2012年美国癌症协会发表统计报告显示：1975~1995年间在美国确诊的癌症患者治疗后5年生存率为49%，而到2001~2007年提高至67%。由于绝大多数肿瘤复发与转移发生在癌症诊治后的5年以内，因此医学上用5年生存率来表示癌症的治疗效果。对肿瘤患者来讲，生存超过5年以后再次出现复发或转移的机率就已经很低了，因此，5年生存率常常也代表着治愈率。现在我国诊治癌症的水平与国外大体相当。我们有理由相信癌症的治疗结果将来会更好。所以说癌症不再是不治之症。

不同部位的癌症治愈率有所差别，一般来说，表浅的癌症较深部脏器的癌症治愈率高，如女性乳腺癌、子宫颈癌、男性前列腺癌等治愈率高，而肺癌、胰腺癌等的治愈率相对较低。同一种癌症的早期与晚期的治愈率也不一样。早期乳腺癌、子宫颈癌、男性前列腺癌等患者的5年生存率可达90%以上，显著高于晚期患者；即使是预后差的如肺癌、食管癌也同样是早期患者的生存率显著高于晚期。所以我们倡导早期发现、早期诊断、早期治疗。当有异常发现时应尽早去医院检查。现在不少医院开展了防癌普查服务，可定期去检查。

二、癌症不是急诊

著名的肿瘤学家吴桓兴教授不断的告诫我们癌症不是急诊，他的意思是不要一诊断癌症就仓促治疗，而是强调在治疗前应进行必要的检查，制订周密的治疗方案。因为癌症的首程治疗至关重要。首程治疗不当，往往很难补救。他形象地比喻为就像剪裁衣服一样，裁的不好，很难补救。当然，患者被诊断出癌症后必然很着急，但要沉着，进行必要的检查，有时需要多学科的会诊后再进行治疗。精心地战前准备是取得胜利的重要保障。

三、现代的肿瘤放射技术

放射治疗学发展虽然已有100余年的历史，但较医学发展史而言，其历史短，不为人们所熟知。作为一名放射治疗科的医生，我愿意介绍一下现代的放射治疗学。放射治疗主要用于治疗恶性肿瘤，是治疗恶性肿瘤的三大主要手段之一（即手术、放射治疗及药物治疗）。早期放射治疗是通过放射性同位素^{60}钴产生γ射线或由直线加速器产生高能X射线和电子线来完成，也叫二维放射治疗技术，照射范围只能产生不同大小的长方形和（或）正方形照射野。但肿瘤生长的范围并不规则，放射治疗在杀灭肿瘤的同时，大量的正常组织也受到损害，导致了相应的放疗并发症。同时，为了避免对正常组织及器官产生不能接受的并发症，有时不得不减少照射剂量，致使肿瘤局部控制率下降或照射治疗后肿瘤复发率增加。

由于影像技术及电子计算机的发展，放射治疗从二维走到三维及四维治疗技术，即三维适形放射治疗、调强放射治疗、影像引导下放射治疗及自适应放射治疗等。换句话说，更准确、更精确的照射，能更好地照射肿瘤、同时更少地照射周围正常组织，其结果是提高肿瘤的治愈率，降低对正常组织的副反应。这些新技术的优势在一些肿瘤的治疗方面表现突出，如头颈部癌、前列腺癌等等。同时，这些新技术带来的是要在治疗前作更多细致的工作，如先行 CT（或 PET-CT）定位，在 CT 图像的每一层面上勾画肿瘤及一些正常器官，要用计算机软件即治疗计划系统计算出最合适的方案，因而放射治疗准备的时间相对较常规放射治疗长。近年来，发展的立体定向放射治疗，对一些小的肿瘤能治愈而无显著的副反应，如早期非小细胞肺癌等。但应该指出的是，如同所有的治疗方法一样，放射治疗也有其局限性，它也不能治疗所有癌症，需要结合每种癌症的特点，联合手术、药物治疗等方法综合治疗进一步提高疗效。

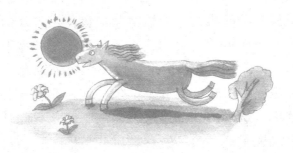

面对癌症作战的现代策略

储大同，著名肿瘤内科学专家，主任医师，中国医学科学院肿瘤医院内科首席专家

一、癌症的发生发展规律

在我们每个人的身体里，实际上都存在着不同的突变细胞。一旦身体的免疫监视功能不能发现、攻击这些突变细胞的时候，它就会由一个变两个，两个变四个，四个变八个，呈指数级增长，在很短的时间内就能变成肿瘤。直径 1.5 厘米的一个球形结节就已含有 35 亿癌细胞（3.5×10^9）了。这时候就可以被螺旋 CT、核磁共振扫描、PET/CT 等先进的仪器发现了。大家想想 35 亿癌细胞是个很大的数量！一些患者来就诊时已是癌症晚期，肿瘤细胞的计数远远超过这个数量，甚至能按斤计，肿瘤细胞数长到 12 次方，人就牺牲了。我们平常治疗肿瘤怎么治？早期可以切除，争取治愈。但当肿瘤细胞数量到 11 次方时已经转移得到处都是，没有切除的机会了。这时就应该使用有效的全身治疗手段，如化疗、靶向治疗、生物免疫治疗等，把肿瘤细胞的数量杀到 10^9 数量级以下，再想法不让它抬头。如果原发肿瘤在肺，我们称之为肺癌，可能转移到肝脏，也可能转移到骨头、转移到脑部。但是这里应该走出一个误区，癌细胞转移到肝脏的时候不能叫肝癌，只能说是肺癌的肝转移，以此类推。转移到全身各处以后，癌细胞总数量达到 11、12 次方时那是非常晚期的，因此，我们特别强调，肿瘤要早期发现，早期治疗。

二、不要谈化疗就色变，你有机会重振免疫力

一旦到了晚期，是否就完全不能治愈，就只能放弃了？当然

不是！其实，得了肿瘤，打仗的战略设计非常重要！怎么掌握好治疗手段-肿瘤组织-机体免疫力的三点平衡是一个极其重要的方面。很多人一听化疗都谈虎色变，觉得不能做。实际上我们要分析，肿瘤能够抑制机体免疫功能，肿瘤发展得越严重越抑制免疫功能！反过来，免疫功能提高了也能抑制肿瘤。比如放疗和化疗，既能够攻击肿瘤，对自己的免疫功能也是打击。所以治疗中机体的免疫功能跟治疗手段、肿瘤之间是三点平衡的关系。你不能光看放、化疗对身体的伤害。肿瘤被消灭以后，肿瘤对免疫功能的抑制就自然而然解除了。而放、化疗结束后它们对免疫功能的伤害也立即解除。所以我们任何一位患者在治疗时一定要把三点平衡的关系分析好。手术作为重要的治疗手段把肿瘤的大本营切掉，肿瘤细胞的数量急剧下降，对免疫功能的抑制一下子就被解除了。这时候再用放疗、化疗，进一步消灭残存肿瘤，虽然对免疫功能可能造成一定程度的暂时性抑制，但把肿瘤消灭以后，使肿瘤细胞的数量更进一步减少，这样肿瘤对免疫力的抑制更进一步得到解放。细细掂量如果用各种手段把转移灶中癌细胞总数减少到 3.5×10^9 以下，身体是完全有机会恢复免疫功能的！

三、利用高科技时代优势与肿瘤长期和平共处

对癌症作战的现代战争是建立在常规武器和信息网络系统高度协同配合的战略设计之上的。即科学合理地将手术、化疗、放疗与生物靶向治疗、免疫治疗、中医药治疗等有机地结合，达到全歼肿瘤并长期压住肿瘤的发生细胞（干细胞），使其永不抬头。之所以很多人的晚期肿瘤被治愈，就是因为将肿瘤细胞数量消灭到 35 亿左右后，再通过各种手段压住肿瘤干细胞并将免疫功能恢复到患肿瘤之前的状态。这时候残留肿瘤细胞的数量和机体免疫功能实际上已经达成了一个新的平衡状态。而这种平衡状态，在分子靶向治疗的时代，你如果有能力、有信心去努力，在医生的帮助下是完全可以争取实现的。也就是说，到那时你的机体与肿瘤已经成了长期和平共

处的双方，而这种状态经过努力完全可能持续一辈子。

分子靶向治疗是近年来的新生事物。由于科学家们发现了很多癌基因能驱动肿瘤的生长，因此就把它们叫做驱动基因。可喜的是也有很多新药能针对这些基因起到抑制作用，有效率都能在 50%～70%，控制率都能达到 80%～95%，均远远超过化疗。目前临床常用的分子靶向药物也已经有十几种。即使没有驱动基因存在的肿瘤，用一些影响微环境的靶向药物把它们的信号传导通路阻断，也能配合化、放疗作战而大大提高它们的疗效。

国际上有资料显示有些老人去世时不是因为肿瘤死亡，而是因为糖尿病、心血管疾病等原因。但在做尸检时却发现这些老人中很多人患有乳腺癌、前列腺癌等恶性肿瘤，但他们并不是死于癌症，而是死于其他疾病，这些人体内的癌细胞恰恰处于 35 亿左右的数量。这说明什么问题呢？说明他们生前有能力长期与这些癌症抗衡，达到一辈子和平共处的目的。在当代高科技发展的分子靶向治疗时代，就更具有做到这点的物质基础了。展望未来，让谈癌色变即将变成历史吧。

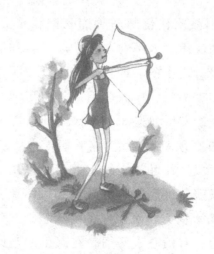

防治肿瘤，从改变自己做起

唐平章，著名头颈肿瘤外科专家，主任医师，中国医学科学院肿瘤医院前院长

说起肿瘤，大家心里不免咯噔一下，说是"谈癌色变"恐怕也不为过吧。虽然目前对肿瘤的诊治水平已经有很大提高，总体上一半以上的恶性肿瘤患者能够被治愈，但离彻底攻克它还有很长的路要走。下面结合我个人30余年的临床经验，就肿瘤预防、诊治谈一些自己的看法。

肿瘤有恶性和良性之分，良性肿瘤一般不会对生命造成太大损害，恶性肿瘤也就是我们通常说的癌症。癌症是人体生长到一定时机体细胞发生转化引起的肿瘤，生长不受限制而且容易出现转移，即使治疗后也可能复发。癌症病因复杂，其发生有些协同因素，它们或单独引起或加速癌症的发生。这些因素包括烟酒刺激、电离辐射、不当的生活方式和饮食习惯等。预防癌症的第一步就是减少这些因素的刺激。如吸烟可引起口腔癌、喉癌、肺癌等多个脏器肿瘤，过量饮酒可引起口腔癌、下咽癌、食管癌等，而长期食用腌制食品和食管癌的发生关系密切。特别是大量烟酒刺激，临床上可见有的患者每天喝半斤到一斤酒，吸1~2包烟。下咽和食管黏膜在长期刺激下发生病变导致癌症的多点发生。电离辐射虽然普遍存在于我们生活当中，如医院的 X 线检查、CT、核素扫描、家庭装修中的不合格石材等，我们也基本上不会想到过多接触会对自身造成什么影响，但甲状腺癌、白血病的发生与它的确有明显关系，尤其是对胎儿、儿童影响最大。1986 年，前苏联切尔诺贝利核事故就是个例证，事故发生后的二十年间，

该地区周边儿童的甲状腺癌发生率升高了几十倍。还有不良的饮食习惯，如吃饭太快、经常吃烫得食物、偏食、不爱吃水果等，均会对上消化道黏膜产生不良影响。预防癌症，还要保持健康向上的生活态度，经常锻炼身体，培养乐观的心态。积极乐观的情绪可以调节因压力而分泌的皮质醇和肾上腺素等激素的水平，增强机体免疫力。而有积极乐观心态的人身心更健康，死于心血管疾病的机率更低，肺部功能也更健全。预防癌症，应当定期体检，做到早诊、早治。有些癌症也有一定遗传性和家族性，癌症患者的子女较普通人得癌的机率更大，因此应当定期**筛查**，发现后尽早处理，治疗效果也会比较理想。

如果已诊断明确是癌症，应当如何应对呢，有四点建议提供给大家：

首先，建议初次就诊患者应当在有肿瘤治疗经验的正规医院就诊，切莫病急乱投医。对肿瘤的初次治疗十分关键，但由于国内医疗条件地区差异较大，不规范治疗屡见不鲜，患者可能因此而遭受多次治疗的苦痛，疗效一次比一次差。此外，误信游医、偏方、小广告，这些常常含有"包治""不用手术、放化疗""即刻缓解痛苦""祖传秘方"等诱人宣传，经常散布于医院周围，不仅给上当者造成经济巨大损失，更重要的是贻误最佳治疗时机，早期变晚期，能治疗的变成不治之症。目前治疗肿瘤的主要方法包括手术、放疗、化疗、分子靶向治疗等，主要根据患者的个体状况，肿瘤的部位、类型、分期采用不同的治疗方法。如早期喉癌可采用单纯手术、单纯放疗或激光治疗的方法，而晚期喉癌应用手术和放疗相结合的综合治疗；绝大部分甲状腺癌可单纯手术治疗，无需放、化疗，如病变侵犯广泛时可在甲状腺全切除后行^{131}I核素治疗。不同肿瘤均有一定的诊治规范，我院的综合查房制度更加保证这些患者得到个体化、科学、合理和有效的治疗方案。综合查房制度是我院针对复杂、疑难或需要多学科共同讨论的病例，召集包括外科、放疗科、肿瘤内科、诊断科、病理科医师一起研讨确定治疗方案的查房制度，特别是针对像下咽癌、乳腺癌、肺癌等这些需要多学科综合治疗的病种，在查房过程中确定患者的肿瘤范围、手术切除范围、功能重建方法、放化疗时机等等，使得患者在开始治疗前就确定了完整的治疗方案。

其次，肿瘤患者治疗时应做好家庭内部计划，安排好人员和经济保障。治疗肿瘤时间短则一两周，长则数年，通常为 1～2 个月。治疗时应安排好家人进行照顾和护理，家人的陪伴和呵护也是对身心遭受癌症折磨患者的一种安慰。虽然说现在来看病不至于砸锅卖铁、出卖房子家当，全民医保也覆盖了中国 90% 以上的人口，但治疗肿瘤的费用在几千至数百万不等，诊断措施有廉、有贵，一些化疗药物每个疗程都在几万以上，对一个普通家庭也是一笔不小的花销，因癌致贫常有发生，所以应当根据患者家庭经济状况量力而行，不要影响家庭其他成员的基本生活保障，医生们也会根据患者家庭的实际情况制订相对合理的诊治方案。

再次，肿瘤患者治疗后应坚持定期复查，因为肿瘤治疗失败 50% 以上是因为复发引起，而复发多在治疗后的 5 年之内，部分复发患者还可通过治疗达到根治效果，因此建议治疗后 1～2 年内每 3 个月复查 1 次，2～5 年内每半年复查 1 次，5 年以上的患者每年复查一次，坚持严格的复查制度是提高治疗效果的另一保证。

最后，对于某些特定肿瘤，肿瘤患者应习惯和学会与瘤共存，调整心态，提高生活质量。临床表现最突出的是结节性甲状腺肿（良性），目前甲状腺肿瘤的发病率全世界都在升高，特别是结节性甲状腺肿，由于其生长缓慢，可以几年甚至几十年缓慢生长，对患者的生活及工作影响不大，而手术治疗又不易彻底切除，还存在复发可能，因此临床目前均建议观察，不必要手术。

患者应该调整心态，做到和肿瘤"和平共处"。另外，还有一些特殊类型的肿瘤，如腺样囊性癌，容易出现远处转移，也是生长缓慢，对放、化疗并不敏感，临床上尚没有行之有效的治疗措施，但肿瘤的发展非常缓慢，这段时间非常长，因此患者应当学会坦然面对，提高这段生活质量，千万不要自己吓唬自己。

总之，肿瘤的防治都要必须从改变自己做起，谚语说"自助者，天助之"也就是这个意思，不仅要保持乐观向上的心态，健康良好的生活方式，尽量节制烟酒等不良刺激，更要在患病后保持清醒的头脑，做好长期抗癌的准备，在正规的医院制订科学合理的治疗方案，并定期**随访**。相信这些措施一定能达到目前最好的治疗效果！

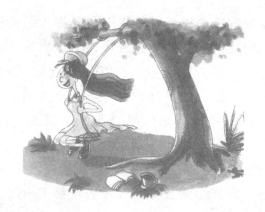

勇气创造奇迹 科学铸造明天

赵平，著名腹部肿瘤外科专家，主任医师，全国政协委员，中国医学科学院肿瘤医院前院长

刘晓林先生是一位优秀的教师，他培养的学生可谓桃李满天下。然而，这位受人爱戴的人却突遭横祸，使他陷入苦难之中。去年过生日，一杯酒下肚，刘晓林先生感到胃部灼痛。他的一个学生安排他去一家医院做检查，这位学生是这家医院的院长，为老师跑前跑后。做胃镜时发现老师的胃窦部有溃疡，**活检**病理证实是腺癌。尽管她没有告诉老师真相，刘晓林先生还是从那张苦笑的脸上发现了破绽。刘晓林先生偷偷从病例中看到那些可怕的字眼，犹如晴天霹雳，晕倒在医院。他不能相信自己得了癌症，他一生没有做过坏事，也没有休过一天病假，怎么会"突然得了癌症？"一定是医院搞错了。他又去了几家医院，医生们都说第一医院的诊断是准确的。刘老师顿时觉得世界马上陷入黑暗与恐怖之中。尽管家人苦苦相求、相劝，朋友送来的补品堆满房间，刘晓林先生还是惶惶不可终日，茶饭难进。他有时觉得如果不吃饭也许会饿死肿瘤，他整天抱着肿瘤书籍苦苦探寻，祈望找到治疗癌症的绝招。然而，他却始终没有听从医生的劝导去做手术治疗。表姐告诉他，"癌症一做手术就会扩散全身。你姐夫要是不做手术也不会死的那么快！"肿瘤医院门口有不少"热情的人"推荐治疗癌症的祖传秘方，他们许诺包管治好刘老师的病，还向他出示已经治愈癌症患者的心得体会。刘老师彻底迷茫了，在困惑中花掉几万块钱也没有觉得见效。有个得甲状腺癌的同学已经活了 5 年，在他的劝导下，刘晓林去青海的一个寺庙求助保

佑，据说不少癌症患者喝了那里的"圣水"后癌症消失了。折腾了几个月，有一天刘晓林发现大便呈柏油状，同时他感到心慌、气短，家人看他面色苍白，出冷汗，把他送进医院，送进手术室。手术中发现胃癌已经扩散，并转移到肝脏。最佳的治疗时机不幸被错过了。

导医的忠告：癌症的发病率受社会发展的影响在继续上升，尤其是人口老龄化和工业化进程导致癌症的新发人数与年俱增。当我们不幸患了癌症，重要的是不能被吓倒。癌症是可以治愈的，世界卫生组织提出40%的癌症通过早诊、早治可以治愈，可以长时间生存。因此，癌症不等同于死亡。刘老师如果得知患高血压、糖尿病，他不会面临天崩地裂的恐惧，更不会丧失理智乱投医。然而，值得注意的是现在癌症已经正式被列入慢性非传染性疾病的系列，说明许多人认为得了不治之症，被死亡的阴魂吓破了胆。美国发现在尸检时许多人患有癌症，生前没有症状或没有被诊断，说明即使身体内有肿瘤，与瘤共存也不是天方夜谭。癌症是恶魔，但是与其吓死，不如抗争求活。最近20年，恶性肿瘤的诊治有跨越式进步，放射治疗设备的进步使恶性肿瘤的放射更加精确和有效；放射治疗的治愈率不断提高。肿瘤内科治疗也努力规避化疗对于全身的副作用；靶向治疗的效果不断创造出惊人的奇迹。外科手术仍是肿瘤治疗的首选方案，外科对器官的人文保护使许多患者减少残疾和心理伤害。多学科的综合治疗使治疗的方案更加合理、更加有效。作为肿瘤专科医生，我们可以说许多肿瘤已经能够治愈。虽然，对于刚刚发现肿瘤的患者，医生常常按家属的意愿用善意的"谎言"掩饰病情真相；但是并不等于医生失去治愈的信心；我们的经验不仅已经可以让许多患者得到长期的生存，而且我们已经注意到关注肿瘤患者的生活质量。保留乳房的乳腺癌手术、保留肛门的直肠癌手术都已经在临床广泛应用。微创治疗也大大减少患者的创伤而达到治疗的效果。北京的抗癌乐园有上万名会员都是癌症患者，他们不仅一起抗争癌症，而且他们还组织文艺活动、体育锻炼改善身体机能，调节心理状态，使越来越多的肿瘤患者赢得生存，也享受了生存的质量。抗癌是一场没有硝烟的战争，争取活下去，能够赢取第二次生命的人就是英雄。勇气创造奇迹，科学铸造明天。

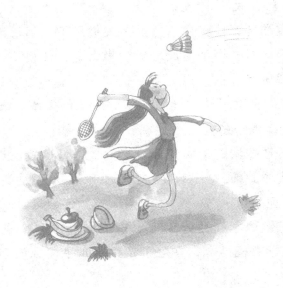

十二、名词解释

1．备皮：手术前将手术部位按要求剃除体毛及清洁局部皮肤，以减少术后感染的机会。

2．表皮生长因子受体（EGFR）：指正常上皮细胞/或来源于上皮组织的肿瘤细胞表面表达的一种蛋白质。它与血液中或肿瘤细胞自身分泌的一种叫做表皮生长因子的物质具有配对结构，能被表皮生长因子识别并和它结合，因此叫做表皮生长因子受体。

3．冷冻检查：又称冷冻切片检查，即手术中将切下的组织经低温快速冷冻后行快速病理检查，是绝大多数疾病在手术中明确诊断的方法，大约 30 分钟即可出结果。

4．肠道准备：检查或治疗前需要做肠道的清洁准备工作。

5．触诊：医生用手指或触觉为患者进行体格检查的方法。

6．电解质紊乱：是指血液中的离子，如钾、钠、碳酸氢盐、钙、镁、磷、氯出现异常升高、降低或比例失衡。出现电解质紊乱后患者会出现一系列不适症状。

7．放射性浓聚：指病变部位摄取放射性药物高于正常组织。

8．非实体肿瘤：经影像学检查及触诊无法看到或扪及到的肿瘤，如白血病等。

9．分子影像学：是近年来出现的交叉学科，它将分子生物学和影像医学有机结合，在分子及细胞水平研究疾病的发生、发展、转归。

10．辐射损伤：指由电离辐射所致的急性、迟发性或慢性的机体组织损害。

11．富含维生素 B_{12} 的食物：包括肉类食物，但植物性食品

中基本不含维生素 B_{12}。

12．**富含维生素 B_1 的食物**：有豆类、坚果类、芹菜、瘦肉、动物内脏、小米、大白菜、发酵食品等。

13．**富含维生素 B_2 的食物**：有动物内脏、猪肉、小麦粉、大米、黄瓜、鳝鱼、鸡蛋、牛奶、豆类、油菜、菠菜、青蒜等。

14．**富含维生素 B_6 的食物**：有鸡肉、鱼肉、牛肉、燕麦、小麦麸、麦芽、豌豆、大豆、花生、胡桃等。

15．**富含维生素 C 的食物**：主要是新鲜的蔬菜和水果，如西红柿、青菜、韭菜、菠菜、柿子椒、柑桔、橙子、柚子、红果、葡萄等。

16．**富含维生素 E 的食物**：有各种油料种子及植物油，如麦胚油、玉米油、花生油、芝麻油、豆类、粗粮等。

17．**富含维生素 K 的食物**：有牛肝、鱼肝油、蛋黄、乳酪、海藻、菠菜、甘蓝菜、莴苣、香菜、藕等。

18．**干性脱皮**：是指皮肤的轻度放疗反应，表现为受到照射部位的皮肤出现鳞屑样的表皮脱落，脱落处皮肤干燥，没有渗出。

19．**高蛋白、易消化和易吸收的食物**：主要包括巧克力、酸奶、蛋白粉、豆腐、鱼肉等食物。

20．**高危因素**：是指患某种疾病危险性高的因素，该因素与疾病的发生有一定的因果关系，当消除该因素时，疾病的发生机率也随之下降。

21．**根治性放射治疗**：能达到治愈肿瘤的目的，患者接受放射治疗后有希望获得长期生存的结果。

22．**功能影像学**：可以评估脏器某些功能的影像学检查手段，如 PET-CT 等。

23．**骨髓抑制**：是指骨髓中的血细胞前体的活性下降，导致外周血细胞数量减少，是化疗药物的常见毒副反应。实验室检查表现为白细胞减少、血红蛋白降低、血小板减少。

24. **过敏反应**：是指已免疫的机体在再次接受相同物质的刺激时所发生的反应。反应的特点是发作迅速、反应强烈、消退较快。表现为胸闷、心悸、呼吸困难、瘙痒、皮疹等。

25. **含钾食物**：含钾丰富的水果有草莓、柑橘、葡萄、柚子、西瓜、香蕉、番茄、硬柿、龙眼、香瓜、枣子、橙子、芒果等。含钾比较丰富的蔬菜有菠菜、山药、毛豆、苋菜、大葱等。

26. **含维生素 A 的食物**：有动物肝脏、奶、胡萝卜、西红柿、柿子、鸡蛋等。

27. **含纤维素食物**：蔬菜类食物富含纤维素，如笋、辣椒、蕨菜、菜花、菠菜、南瓜、白菜、油菜等。

28. **含锌食物**：食物中含锌较多的有牡蛎、胰脏、肝脏、血、瘦肉、蛋、粗粮、核桃、花生、西瓜子等。

29. **缓释制剂**：指口服后能够按照要求缓慢地非恒速释放药物，与相应的普通制剂比较，给药频率至少减少一半或有所减少，且能显著增加患者的顺应性或疗效的制剂。

30. **活检**：活体组织检查简称"活检"，是指应诊断、治疗的需要，从患者体内切取、钳取或穿刺等取出病变组织，进行病理学检查的技术。

31. **基础代谢**：指人在安静状态下的代谢状态。

32. **假阳性**：指由于多种原因造成将阴性结果误判为阳性，而假阴性则是指将真正的阳性结果误判为阴性。临床上应用的任何技术都很难做到 100% 正确，故偶尔会有假阳性或假阴性的结果。

33. **假阴性**：某项检查的结果实际上应该是阳性的，但由于操作、仪器、个人身体特性等原因导致结果呈阴性。

34. **禁忌证**：指不适宜于采用某种诊断或治疗措施的疾病或状况。

35. **巨噬细胞集落刺激因子**：是一种促进人体造血细胞增殖和分化的细胞因子，具有刺激粒细胞、单核巨噬细胞成熟，促进成熟细胞向外周血释放，并能促进巨噬细胞及嗜酸性细胞的多种功能。临床主要用于预防和治疗肿瘤放疗或化疗后引起的白细胞减少症、预防白细胞减少可能潜在的感染并发症，以及促进因感染引起的中性粒细胞减少的加快恢复。

36. **开放性手术**：即传统的开刀手术，用刀从身体表面逐层切开，显露要手术的部位，通常伤口较大，创伤也较大，瘢痕大。开放性手术是相对于腔镜手术来讲，腔镜手术伤口相对要小很多，愈合也较快，损伤小。

37. **抗血小板聚集**：是指有抗血栓形成的作用。

38. **控释制剂**：是通过定时、定量、匀速地向外释放药物的一种剂型，它能使药物在血液中的浓度恒定，没有波动现象，从而更好地发挥疗效。

39. **弥散性血管内凝血（DIC）**：是指在某些致病因子作用下凝血因子和血小板被激活，大量可溶性促凝物质入血，从而引起一个以**凝血功能**失常为主要特征的病理过程（或病理综合征）。在微循环中形成大量微血栓，同时大量消耗凝血因子和血小板，继发性纤维蛋白溶解（纤溶）过程加强，导致出血、休克、器官功能障碍和贫血等临床表现的出现。

40. **免疫组化**：是应用免疫学基本原理——抗原抗体反应，即抗原与抗体特异性结合的原理，通过化学反应使标记抗体的显色剂（荧光素、酶、金属离子、同位素）显色来确定组织细胞内抗原（多肽和蛋白质），对其进行定位、定性及定量的研究，称为免疫组织化学技术。

41. **脑水肿**：指由于某种致病因素导致的脑内水分增加、脑容积增大的病理现象。

42. **凝血功能**：人的血液有自动凝固的功能，如正常情况下人受到外伤导致出血时，血液会自动凝固而止血。而某些血液病患者，血液中的促进血液凝固的因子发生异常，可出现出血不能自止的情况。

43．**弱阿片类药物**：抗镇痛作用弱的阿片类药物，以可待因为代表。

44．**筛查**：是指通过询问、查体、实验室检查和影像学检查等方法对"健康人"针对某种或某些疾病有目的进行的检查，是早期发现癌症和癌前病变的重要途径。

45．**神经毒性**：通常是指药物的副作用。是指药物或治疗（如放射治疗）除了正常的治病作用外，对人体神经系统所带来的损伤。

46．**肾毒性**：临床表现轻重不一，轻度时可为蛋白尿和管型尿，继而可发生氮质血症、肾功能减退，严重时可出现急性肾衰和尿毒症等。肾毒性可为一过性，也可为永久性损伤。可导致肾毒性的常见药物有某些抗菌药、抗肿瘤药、解热镇痛抗炎药、麻醉药、碘化物造影剂、碳酸锂等。

47．**生化全套**：是指用生物或化学的方法来对人进行身体检查，生化全套检查内容包括：肝功能（总蛋白、白蛋白、球蛋白、胆红素、转氨酶）；血脂（总胆固醇、甘油三酯、高和低密度脂蛋白）；空腹血糖；肾功能（肌酐、尿素氮）；尿酸；乳酸脱氢酶；肌酸激酶等。

48．**生命体征**：是用来判断患者的病情轻重和危急程度的指征，主要包括有体温、脉搏、呼吸和血压，是维持生命基本征候，是机体内在活动的客观反应，是衡量机体状况的重要指标。

49．**生殖因素**：指月经初潮年龄、第一胎的生育年龄、未生育、产后未哺乳、月经周期短、绝经后雌激素水平高等。

50．**适应证**：指某一种药物或诊断治疗方法所能诊断治疗的疾病范围或疾病状态。

51．**随访**：指医生在对患者进行诊断或治疗后，对患者疾病发展状况、治疗后恢复情况等继续进行追踪观察所做的工作。

52．**听诊**：是医生用耳或听诊器来探听人体内自行发出的声音来判断是否正常的一种诊断方法。

53．**痛阈**：是指引起疼痛的最低刺激量。痛阈的高低因人而异，且受多种因素影响，比如年龄、性别、性格、心理状态以及致痛刺激的性质等。

54．**透皮给药**：是指将药物涂抹或敷贴于皮肤表面，并通过皮肤吸收药物的一种给药方法。

55．**望诊**：医生运用视觉，对人体以及排出物进行有目的地观察，以了解健康或疾病状态。

56．**围手术期**：是指从患者决定接受手术治疗开始，直至手术后基本康复的全过程，时间在术前5~7天至术后7~12天。

57．**胃肠道反应**：本书中胃肠道反应多是指化疗药物常见副作用之一，主要表现为食欲减退、恶心、呕吐、腹胀、腹泻等。

58．**误吸**：误吸字面上讲就是错误的吸入呼吸道。吸入物可以是液体、食物、异物等，如果手术，吸入物则是胃内容物，如胃液、食物等可因呕吐而被吸入呼吸道，造成呼吸道阻塞、吸入性肺炎，甚至窒息等严重后果。

59．**血管内皮生长因子（VEGF）**：是指一种能够刺激血管内皮细胞生长、形成新生血管的蛋白质。

60．**血生化检查**：检测除血细胞外存在于血液中的各种离子、糖类、脂类、蛋白质以及各种酶、激素和机体的多种代谢产物的含量的检查。

61．**严重血液学毒性**：是指药物对血液系统的毒性作用达到Ⅳ级（出现血红蛋白$<6.5g/dl$、白细胞$<1.0\times10^9/L$、中性粒细胞$<0.5\times10^9/L$、血小板$<25.0\times10^9/L$等改变）。

62．**眼睛的光反射**：通常是指眼睛的瞳孔对光线刺激的一种反应。表现为光线强时，瞳孔缩小；光线暗时，瞳孔放大。

63. **药代动力学**：是定量研究药物在生物体内吸收、分布、代谢和排泄规律，并运用数学原理和方法阐述血药浓度随时间变化的规律的一门学科。

64. **要素饮食**：一种化学精制食物，含有全部人体所需的易于消化吸收的营养成分，包含游离氨基酸、单糖、主要脂肪酸、维生素、无机盐类和微量元素。主要特点：无需经过消化过程即可直接被肠道吸收和利用，为人体提供热能及营养。

65. **一过性失眠**：又称临时性失眠，是一种持续一段时间后可自行缓解的睡眠障碍。它不同于"失眠症"，多半是由心理上或精神上的原因引起，一旦消除了引起失眠的原因，就可以恢复至平日的睡眠状态。

66. **乙肝两对半**：是检查乙肝病毒感染的血清标志物。常用的乙型肝炎病毒免疫学标志物包括表面抗原、表面抗体、e抗原和e抗体、乙肝核心抗体五项，因前四项为两对抗原和抗体，加上乙肝核心抗体，故称为两对半，又称为乙肝五项。其检查意义在于：检查是否感染乙肝及感染的具体情况。

67. **溢乳**：在本书中特指乳头分泌出乳液。

68. **应激状态**：指人体在受到刺激之后作出的反应，以便适应这个刺激变化的环境。这时候的状态称应激状态。

69. **优质动物蛋白质**：动物性食物中含有优质蛋白质、铁、锌、维生素 B_2 等，但缺乏维生素 C，钙的含量也少。

70. **预后**：指预测疾病的可能病程和结局，只是医生们依据某种疾病的一般规律推断的一种可能性，这种可能性通常是指患者群体而不是个人。

71. **照射野**：在患者接受放疗前，医生会通过 CT 扫描进行病灶部位定位，通过电子计算机计算、规划后会在患者身体表面划定一个将要进行放射治疗的照射范围，这个被划定的区域就叫照射野。

72．**职业危险暴露**：指由于职业关系而暴露在某种危险因素中，从而有可能损害健康或危及生命的一种情况。

73．**中度有氧活动**：在运动过程中，人体吸入的氧气大体与需要的氧气相等，也称等张运动，如步行、慢跑、游泳、骑自行车、跳绳、上下楼梯、健身舞等。

74．**种植**：体腔内器官的恶性肿瘤侵及器官表面时，瘤细胞可以脱落，像播种一样种植在体腔内其他部位而形成的转移性肿瘤病灶。